의료중국어 한권으로 끝내기

Mastering Medical Chinese with One Book

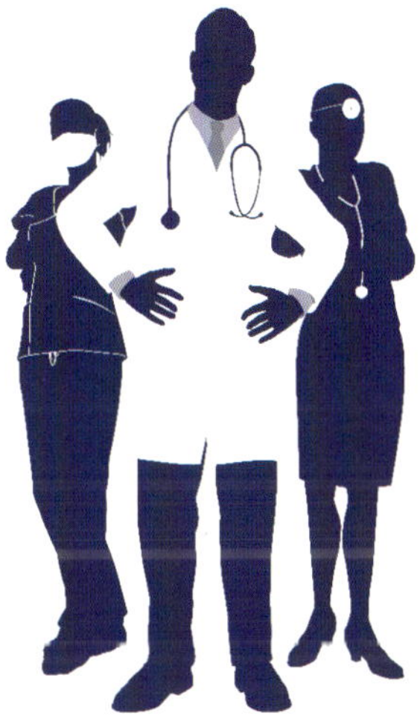

의료중국어 한권으로 끝내기

첫째판 1쇄 인쇄 | 2014년 09월 01일
첫째판 1쇄 발행 | 2014년 09월 10일

지 은 이 김영훈, 손병주, 안정우, 우해봉, 유준연, 이재욱
발 행 인 장주연
출 판 기 획 김태경
편 집 디 자 인 계백북스
표 지 디 자 인 전선아
발 행 처 군자출판사
등 록 제 4-139호(1991. 6. 24)

본 사 (110-717) 서울특별시 종로구 창경궁로 117 (인의동 112-1) 동원회관 BD 6층
Tel. (02) 762-9194/5 Fax. (02) 764-0209

스마트폰으로 표지에 있는 QR코드를 촬영하시면 〈의료중국어 한권으로 끝내기〉 실시간 듣기와 MP3 파일을 다운 받을 수 있습니다.

의료중국어 한권으로 끝내기

Mastering Medical Chinese with One Book

김영훈, 손병주, 안정우, 우해봉, 유준연, 이재욱

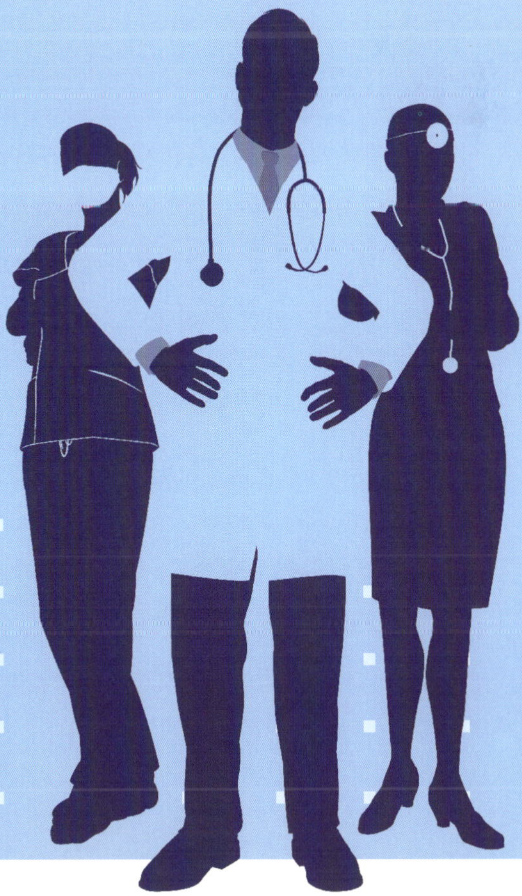

군자출판사

책을내면서

안녕하세요. "의료중국어 한 권으로 끝내기" 저자 일동입니다. 천신만고 끝에 우리 책을 출판 하게 되어 많이 기쁩니다. 기존에 많은 중국어 교재들이 있었지만, 의료 현장에서 바쁘신 의료인들을 위한 맞춤형 교재가 없어서, 많은 연구와 시도 끝에 국내 최초의 의료인을 위한 전문 중국어 교재를 많은 전문가 분들과 함께 책을 만들어 내게 되었습니다.

정신없이 바쁘게 돌아가는 의료 현장 가운데서 고군분투 하고 계시는 의료계 종사자분들께서 이 책을 통해 중국어를 가장 빠르고 정확하게 익히게 되어, 더 많은 중국인 환자를 유치함으로서 한국의료관광산업의 부흥기가 찾아오길 간절히 기원합니다.

우리 책의 특징은 중국에서의 다년간의 임상경험을 바탕으로 중국인 환자들을 어떻게 응대해야 하는지에 초점을 맞추고, 의료관광과 관련이 있는 스크립트를 만들어, 의사, 간호사 뿐 만 아니라 코디네이터, 의료 관련 종사자분들의 중국어 능력을 배양할 수 있게 최적화 되어 최단기간에 중국어를 마스터 할 수 있습니다. 간단한 인사말부터 배워서 환자의 중국어 차트기록까지 볼 수 있는 수준의 중국어까지 배울 수 있게 설계되어 있으므로 기초부터 실전까지 우리 책을 믿고 끝까지 공부하신다면 좋은 결과를 얻을 수 있을 거라 믿어 의심치 않고, 더 나아가 한중의료교류에 있어 많은 도움이 되리라 생각합니다.

양국 간의 신뢰관계는 서로를 이해하고, 서로에 대해 알아감으로써 천천히 생겨나는 것이라 고 생각합니다. 현재처럼 통역을 거치는 것이 아니라 환자와 의사 사이에 직접적인 소통이 생겨야 하고, 당장의 치료, 수술에 초점을 두는 것이 아니라, 어떻게 하면 중국인 환자들의 신뢰를 얻어낼 수 있을까에 대한 고민을 진지하게 해야 할 때라고 생각합니다. 먼 곳 중국에서 온 한국말을 전혀 못하는 중국인 환자분들에게 자신을 치료해

주는 의료인 들이 간단하게나마 중국어를 할 수 있게 된다면, 그들에게 많은 위안이 될 것이고, 더 나아가 그들의 신뢰를 얻게 될 것입니다.

효과적인 치료기술도 중요하지만, 외국인 환자의 마음을 헤아려주고, 그들을 이해하고, 중국에 대해 공부하고, 중국어를 습득하는 것이야 말로, 지금 우리 의료인들에게 놓인 가장 큰 숙제가 아닐까 생각합니다.

정보기술(IT)시대에 살고 있는 우리들에게 가장 요구되는 스킬은 바로 "소통"입니다. 저자일동 역시 소통에 초점을 맞추고 책을 집필 하였으며, 이 책을 통하여 기존의 일방적인 진료방식에서 환자와의 직접적인 소통을 통한 양방향 진료방식이 정착되길 바랍니다.

사회가 발전할수록 "소통"의 중요성이 커지고 있는 걸 감안 할 때, 중국인 환자와의 소통방법에 대해서 공부할 수 있는 "의료중국어 한 권으로 끝내기"의 출판은 수많은 의료인력과 중국인 환자분들에게 더 없이 기쁜 일이라 생각하며, 이 책을 통하여 앞으로 더 많은 대 중국 의료 전문인력들이 생겨나길 희망하고, 대한민국 의료관광산업의 성장을 기대해봅니다.

"낭중지추(囊中之錐)"의 뜻을 마음속 에 깊이 새기고, 열심히 중국어를 공부하신다면, 좋은 결과가 반드시 따라 올 것이라 생각하며, 중국어 공부를 포기하지 마시고, 끝까지 힘내시길 바랍니다.

해외 각국에 세계적이고 선진적인 우리 대한민국의 의료기술이 널리 알려지길 바라며, 대한민국이 의료강국으로 우뚝 서는 그날까지 최선을 다하겠습니다.

2014년 9월 1일

저자 일동

Contents

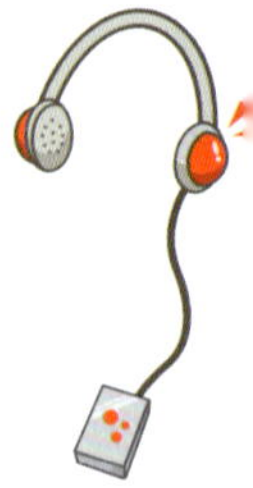

일러두기

책의 구성 및 공부방법

(1) 生词

새로운 단어 : 각 과의 공부를 시작할 때, 기본적으로 암기해야 할 그 과의 새로운 단어입니다. 본문으로 들어가기 전에 반드시 암기하여야 하며, 중국어를 쓰고 읽을 줄 알아야 하며, 뜻까지 알고계셔야 합니다.

(2) 课文

본문 : 각 과의 중심내용이며, 주로 실생활이나 병원에 관한 상황 속에 의료인과 환자 사이의 내용으로 구성이 되어있습니다.

(3) 패턴연습

본문 안에 괄호표시가 되어진 문장을 다른 패턴들로 조합해서 응용력을 키울 수 있게 합니다.

(4) 문법

본문안에 빨간색 표시된 글씨는 각 과의 중심문법입니다. 문법을 설명하고, 새로운 예세를 제시하여, 문법을 공부할 수 있게 해줍니다.

(5) 대화연습

본문 속의 상황과 비슷한 상황에서 서로 대화를 주고 받을 수 있게 도와줍니다. 단어는 본문에 없을 수 있으니 유념하시길 바랍니다. 말하기와 쓰기 연습을 할 수 있게합니다.

(6) 듣기연습

본문의 내용을 한번 들려줌으로써 듣기 연습을 할 수 있게 하며, 들은 내용을 받아쓰게 함으로써, 듣기와 쓰기 연습을 동시에 진행할 수 있게 합니다.

i 중국어 쉽게 읽기

1. 병음(拼音)이란?

원래 중국어는 한자로만 쓰고 읽고 사용하였다. 하지만 처음 배우거나 표기할 때에 정확히 발음을 표기하기가 어려웠다. 그래서 중국에서 1958년도에 한자 읽는 법을 나타내는 알파벳 로마자 표기법을 제정하였다. 이름하여 한어병음자모 "汉语拼音字母"라고 한다. 그래서 현재에 사용하고 있는 사전이나 TV 등 공식적인 모든 곳에서 사용되고 있다.

2. 성조(声调)(tone)란?

중국에 관심이 있는 사람이라면 높고 낮음이 있는 중국어를 들어보았을 것이다. 일반적으로 중국어를 들을 때 어떤 사람은 싸우는 것 같다고 하고 다른 이들은 소리가 커져 보이기도 한다고 한다. 이것은 바로 "성조" 때문이다.

중국어는 4개의 기본성조로 나뉜다.

1성 (ā) **2성** (á) **3성** (ǎ) **4성** (à)

성조는 의사전달에 있어서 매우 중요하다. 성조에 따라 뜻이 달라지기 때문에 똑같은 음이라도 제대로 발음해야 된다. 밑에 그림을 보자.

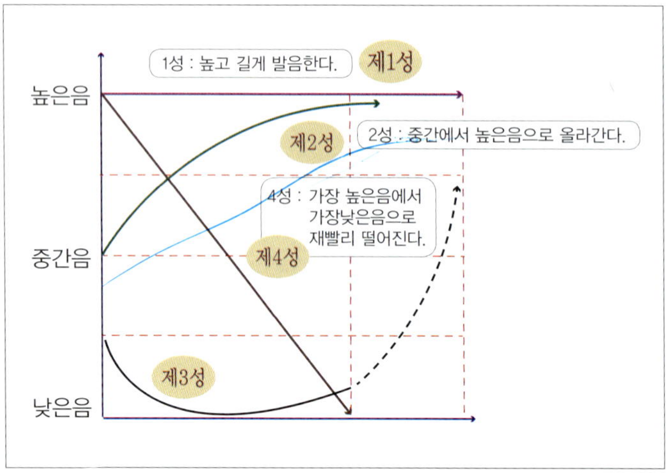

1) 성조표기방법

1성 : 솔　　妈 mā 엄마
2성 : 미솔　　麻 má 섬유
3성 : 레도파　　马 mǎ (타는) 말
4성 : 솔도　　骂 mà 욕하다

예를 들어, 밑에 있는 문장은 같은 음을 가지고 있지만 다른 성조를 가지고 있다.

妈 骂 马。 Mā mà mǎ 마 마 마
엄마가 말을 욕한다.

같은 병음 임에도 불구하고 이런 문장이 만들어진다.

2) 성모와 운모

好 hǎo = h는 성모라고 불리우는데 쉽게 말해서 자음이다.
ǎo는 운모라고 불리우고 성모의 뒷부분에 있다. 쉽게 말해서 모음이다.

※병음은 영어처럼 읽으면 안 된다.
朋友 péng yǒu 영어처럼 읽으면 "펭 유" 중국어발음은 "펑요우"이다.
* 참고: 친구라는 뜻

① 성조의 위치

4개의 성조가 있다. 모든 성조의 위치는 모음 위에 표시한다.
예) mā, hǎo

i 가 있을 때는 i의 점을 생략하고 사용한다.
예) nǐ, chī

모음이 두 개 이상 있을 때는 주요 모음 위에 표시한다.
예) xiōng, liú

모음이 2개 이상일 때 a → e → i → o → u/ü 순서로 표기한다
영어 i일 때 위에 점 하나를 없애야 한다. 성조는 모음 위에 표시한다.

② 성모

성모는 영어의 자음과 같다고 생각하면 된다.

b (뽀)	p (포)	m (모)	f (포)	d (뜨어)	t (트어)	n (트어)	l (르어)
g (끄어)	k (크어)	h (흐어)		j (찌)	q (치)	x (씨)	
z (쯔)	c (츠)	s (쓰)		zh (쯔)	ch (츠)	sh (쓰)	r (르)
y (이)				w (우)			

3. 중국어의 자음(声母)

① 쌍순음(双唇音)과 순치음(唇齿音)

쌍순음: 양입술을 다물었다 떼며 내는 소리 ex) b, p, m

순치음: 윗니를 아랫입술 안쪽에 살짝 댔다 떼며 내는 소리 ex) f

성모	발음	설명
b	뽀어	입술을 붙였다 떼면서 [뽀어]. "뽀뽀"할 때의 [뽀]처럼 짧게 끊으면 안 된다. [뽀어]라고 발음하되, 때론 [보어]로 발음할 때도 있음을 기억해야 한다.
p	포어	입술을 붙였다 떼면서 가벼운 마음으로 [포어]하고 소리 낸다.
m	모어	입술을 붙였다 떼면서 [모어]하고 소리 낸다. 영어의 'moer'를 생각해도 괜찮다. 짧게 [모]하고 끝내지만 말아야 한다.
f	포어	이 발음은 그야말로 영어의 f발음과 쌍둥이 발음이다. 윗니로 아랫입술을 살짝 물어주면서 [포어]하고 소리 낸다.

② 설첨음(舌尖音)

설첨음 : 혀끝을 윗잇몸에 붙였다 떼면서 내는 소리

성모	발음	설명
d	뜨어	뜨거운 것을 먹었을 때처럼 [뜨어]하고 소리 낸다. 이 발음은 [뜨어]와 [드어] 두 가지로 날 수 있다.
t	트어	우리말에서의 특을 발음할 때처럼, 혀끝으로 윗잇몸을 살짝 건드리면서 [트어]하고 발음한다. 이 때 손을 입에 대보면 바람이 새는 것을 느낄 수 있다.
n	느어	정확한 발음은 [느어]이다. 그러나 실제 쓰임에 있어서는 [너]처럼 들리기 때문에 처음부터 [너]로 연습해도 상관없다.
l	르어	이 발음을 할 때는 '랄랄랄'을 할 때처럼 경쾌하게 혀끝을 윗잇몸에 대었다 떼면서 [르어]하고 소리내면 된다. [르어]와 [러] 발음 두 가지로 다 쓰인다. l[르어]는 권설음 r[르어]와 구분이 잘 안되니 두 발음의 차이를 확실 알아두어야 한다.

③ 설근음(舌根音)

설근음: 혀뿌리로부터 강하게 마찰하면서 내는 목구멍 소리

성모	발음	설명
g	꺼	입모양을 [으]로 하고 [꺼]로 발음
k	커	입모양을 [으]로 하고 [커]로 발음
h	허	입모양을 [으]로 하고 [허]로 발음

④ 설면음(舌面音)

설면음: 혓바닥 전체를 이용해서 내는 소리

성모	발음	설명
j	지	입술을 좌우로 끌어 당겨 [지]로 발음한다.
q	치	입술을 좌우로 끌어 당겨 [치]로 발음한다.
x	씨	입술을 좌우로 끌어 당겨 [씨]로 발음한다.

⑤ 권설음(卷舌音)

권설음: 혀를 말아 올려서 내는 소리

성모	발음	설명
Zh	쯜	혀끝을 꼬부려 올리고 [쯜]이라고 발음한다.
Ch	츨	혀끝을 꼬부려 올리고 [츨]라고 발음한다.
sh	슬	혀를 꼬부려 올리고 [슬]이라고 발음한다.
r	르	혀끝을 더 뒤로 당겨 올리고 [르]라고 발음한다.

⑥ 설치음(舌齿音)

설치음: 혀끝을 윗니와 마찰시켜 내는 소리

성모	발음	설명
z	쯔	입을 좌우로 당겨 혀끝을 윗니와 마찰시켜 [쯔]로 발음한다.
c	츠	입을 좌우로 당겨 혀끝을 윗니와 마찰시켜 [츠]로 발음한다.
s	쓰	입을 좌우로 당겨 혀끝을 윗니와 마찰시켜 [쓰]로 발음한다.

4. 중국어의 모음(韵母)

a (아)	o (오어)	i (이이)	u (우)	e (으어)	ü (위)
ai (아이)	ei (에이)	ao (아오)	ou (오우)		
an (으안)	en (으언)	ang (으앙)	eng (으엉)	ong (으옹)	

1) 단모음

① a는 입을 크게 벌리고 혀의 위치는 낮게

爸 (bà)　妈 (mā)

② o (오어) 입을 동그랗게 오므렸다 풀어주듯이

波 (bō)

③ i (이이)

j, q, x는 '이'로

zh, ch, sh, r, z, c, s는 '으'로 읽는다

④ u (우) u (위)

j,q,x,y 뒤에 오면 위로 발음된다.

입을 동그랗게 내밀고 i를 발음하듯이

绿 (lǜ)　女 (nǚ)　巨 (jù),　去 (qù),　续 (xù)

⑤ e (으어)

단독으로 쓰일 때는 [으] 입모양으로 어라고 발음한다.

哥 (gē) 끄어　喝 (hē) 흐어

다른운모와 쓰일때는 [에]라고 발음한다.

谢谢 (xiè xie) 씨에씨에

2) 복모음

ai (아이)　ei (에이)　ao (아오)　ou (오우)

복모음은 앞쪽이 길고 뒤쪽을 짧게 발음한다.

단모음을 읽는 것과 같이 앞쪽은 길게 읽고 뒤쪽은 짧게 발음한다.

* 주의: 원래 e는 '어' 발음이 나는데 i를 만나서 "에" 발음으로 바뀌었다.

3) 비모음

비음을 이용해서 발음한다.

an (으안)　en (으언)　ang (으앙)　eng (으엉)　ong (으옹)

5. 경성

경성(轻声)은 가볍고 짧게 발음하고 부호는 표기하지 않는다.

bà ba　mā ma　gē ge　zhè ge　nà ge　nǎ ge

wǒ men　nǐ men　tā men　wǒ de　nǐ de　tā de

6. 성조의 변화

1) 3성 + 3성

3성 두 개가 연속으로 발음될 때는 앞의 3성은 2성으로 발음된다.

nǐ hǎo → ní hǎo **(실제 발음)**　yǔ sǎn → yú sǎn **(실제 발음)**

2) 3성 + 1, 2, 4성

3성 뒤에 1, 2, 4성과 경성이 발음될 때는 3성을 아래로 떨어뜨리기만 하고 올리지 않는다. 이것을 반삼성(半三声)이라고 한다.

wǒ hē　wǒ lái　wǒ kàn　yǐ zi

* 예외 : 4성 不 (bù) 뒤에 4성이 올 때는 앞에 不 (bú)가 2성으로 바뀐다.

7. er (儿) 화음

음절 끝에 r이 붙는 것을 er(얼)儿이라고 한다. 다른 말로 儿化音 (ér huà yīn)이라고 한다. 북경 등 여러 지역 구어체에서 습관적으로 많이 사용하는 발음이다.

xiǎo hái → xiǎo hair **(씨아오할)**　yī diǎn → yī diǎnr **(이디알)**

8. 병음 발음표

A	a	ai	an	ang	ao					
B	ba	bai	ban	bang	bao	bei	ben	beng	bi	bian
	biao	bie	bin	bing	bo	bu				
C	ca	cai	can	cang	cao	ce	cen	ceng	cha	chai
	chan	chang	chao	che	chen	cheng	chi	chong	chou	chu
	chua	chuai	chuan	chuang	chui	chun	chuo	ci	cong	cou
	cu	cuan	cui	cun	cuo					
D	da	dai	dan	dang	dao	de	den	dei	deng	di
	dia	dian	diao	die	ding	diu	dong	dou	du	duan
	dui	dun	duo							
E	e	ei	en	eng	er					
F	fa	fan	fang	fei	fen	feng	fo	fou	fu	
G	ga	gai	gan	gang	gao	ge	gei	gen	geng	gong
	gou	gu	gua	guai	guan	guang	gui	gun	guo	
H	ha	hai	han	hang	hao	he	hei	hen	heng	
	hong	hou	hu	hua	huai	huan	huang	hui	hun	huo
J	ji	jia	jian	jiang	jiao	jie	jin	jing	jiong	jiu
	ju	juan	jue	jun						
K	ka	kai	kan	kang	kao	ke	ken	keng	kong	kou
	ku	kua	kuai	kuan	kuang	kui	kun	kuo		
L	la	lai	lan	lang	lao	le	lei	leng	li	lia
	lia	liang	liao	lie	lin	ling	liu	long	lou	lu
	lu	luan	lue	lue	luo					
M	m	ma	mai	man	mang	mao	me	mei	men	meng
	mi	mian	miao	mie	min	ming	miu	mo	mou	mu

N	na	nai	nan	nang	nao	ne	nei	nen	neng	ng
	ni	nian	niang	niao	nie	nin	ning	niu	nong	nou
	nu	nu	nuan	nue	nuo	nun				
O	o	ou								
P	pa	pai	pan	pang	pao	pei	pen	peng	pi	pian
	piao	pie	pin	ping	po	pou	pu			
Q	qi	qia	qian	qiang	qiao	qie	qin	qing	qiong	qiu
	qu	quan	que	qun						
R	ran	rang	rao	re	ren	reng	ri	rong	rou	ru
	ruan	rui	run	ruo						
S	sa	sai	san	sang	sao	se	sen	seng	sha	shai
	shan	shang	shao	she	shei	shen	sheng	shi	shou	shu
	shua	shuai	shuan	shuang	shui	shun	shuo	si	song	sou
	su	suan	sui	sun	suo					
T	ta	tai	tan	tang	tao	te	teng	ti	tian	tiao
	tie	ting	tong	tou	tu	tuan	tui	tun	tuo	
W	wa	wai	wan	wang	wei	wen	weng	wo	wu	
X	xi	xia	xian	xiang	xiao	xie	xin	xing	xiong	xiu
	xu	xuan	xue	xun						
Y	ya	yan	yang	yao	ye	yi	yin	ying	yo	yong
	you	yu	yuan	yue	yun					
Z	za	zai	zan	zang	zao	ze	zei	zen	zeng	zha
	zhai	zhan	zhang	zhao	zhe	zhei	zhen	zheng	zhi	zhong
	zhou	zhu	zhua	zhuai	zhuan	zhuang	zhui	zhun	zhuo	zi
	zong	zou	zu	zuan	zui	zun	zuo			

第1单元 01

你好。

안녕하세요.

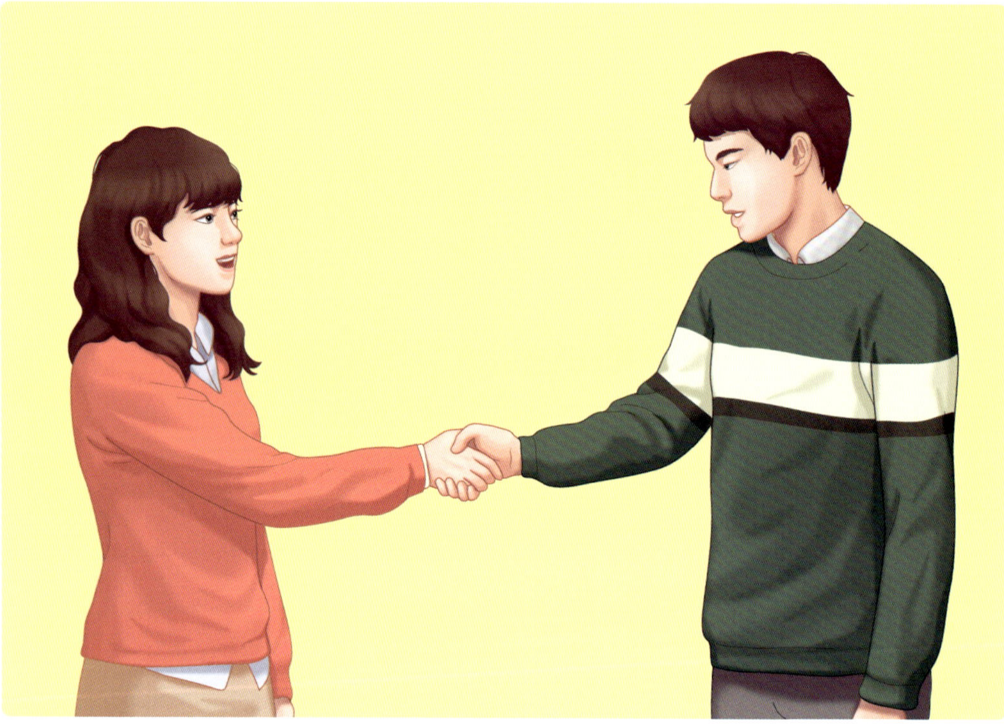

문법 ① ~吗? ② ~呢? ③ 请

제1단원에서는 의사와 환자, 간호사와 환자, 그리고 사람들 간의 인사와 감사합니다 등 가장 기본적인 인사법에 대해서 배우게 된다. 처음 만나는 사람과 인사로 좋은 첫인상을 주는 것이 중요하다. 가장 많이 사용하게 되는 표현이다. 이 단원에서는 존대하는 의미의 请, 그리고 의문문에 붙이는 吗, 呢의 사용법을 익히도록 한다. 짧은 문장이지만 발음에 유의하며 연습하도록 하자.

01 生词

01 我 [wǒ] [대] 나. 저
02 你 [nǐ] [대] 너. 자네. 당신
03 您 [nín] [대] 당신. 선생님.(너의 높임말)
04 你们 [nǐmen] [대] 너희들. 당신들. 자네들
05 他 [tā] [대] 그. 그 사람. 그이.(일반적으로 남성을 가리킴)
06 好 [hǎo] [동][형] 좋다. 아름답다. 안녕하다
07 呢 [ne] [조] 서술문 뒤에 쓰여 동작이나 상황이 지속됨을 나타냄
08 很 [hěn] [부] 매우. 대단히
09 谢谢 [xièxie] [동] 감사합니다. 고맙습니다
10 不 [bù] [부] 부정(否定)을 나타냄
11 客气 [kèqi] [형] 예의 바르다. 사양하다
12 对不起 [duìbuqǐ] [동] 미안합니다. 죄송합니다
13 没关系 [méiguānxi] [관] 관계없다. 괜찮다
14 再见 [zàijiàn] [관] 또 뵙겠습니다
15 请 [qǐng] [동] 청하다. 부탁하다
16 进 [jìn] [동] 들다
17 患者 [huànzhě] [명] 환자
18 医生 [yīshēng] [명] 의사. 의원
19 医师 [yīshī] [명] 의사
20 护士 [hùshi] [명] 간호사
21 大夫 [dàifu] [명] 의사
22 坐 [zuò] [동] 앉다
23 写 [xiě] [동] 글씨를 쓰다
24 读 [dú] [동] 읽다. 낭독하다. 공부하다
25 说 [shuō] [동] 말하다. 이야기하다
26 吗 [ma] [조] 문장 끝에 쓰여 의문의 어기를 나타냄
27 喝 [hē] [동] 마시다
28 茶 [chá][명] 차
29 的 [de] [조] 관형어 뒤에 쓰여 관형어와 중심어 사이가 일반적인 수식관계임을 나타냄
30 早上 [zǎoshang] [명] 아침
31 中午 [zhōngwǔ] [명] 정오
32 晚上 [wǎnshang] [명] 저녁
33 上午 [shàngwǔ] [명] 오전
34 下午 [xiàwǔ] [명] 오후
35 听 [tīng] [동] 듣다
36 也 [yě] [부] …도 [하나만 쓰여 같음을 나타냄]

02 课文

#1

A 您[1]好。
Nín hǎo.
안녕하세요.

B 您好。
Nín hǎo.
안녕하세요.

#2

A 你好吗？
Nǐ hǎo ma?
당신은 잘 지냅니까?

B 我很好。你呢？
Wǒ hěn hǎo. Nǐ ne?
저는 (매우) 잘 지냅니다. 당신은 요?

A 我也很好。
Wǒ yě hěn hǎo.
저도 매우 잘 지냅니다.

#3

A 谢谢。
Xièxie.
고맙습니다.

B 不客气。
Bú kèqi.
별 말씀을 요.

02 课文

#4 A 对不起。
Duìbuqǐ.
죄송합니다.

B 没关系。
Méi guānxi.
괜찮습니다.

#5 A 再见。
Zàijiàn.
안녕히 가세요.

B 再见。
Zàijiàn.
안녕히 계세요.

#6 A 请进[2]。
Qǐng jìn.
들어 오세요.

B 好的。
Hǎode.
네.

03 문법

01 **~吗?** : "~입니까?"의 의미로 문장의 맨 끝에 들어가며, 의문문 만들 때 쓰인다.

ex) 你好吗? 잘 지내십니까?

好吗? 괜찮습니까?

02 **~呢?** : "~는/은요?"의 의미로 문장의 맨끝에 들어 가며, 앞에 나오는 서술어를 함축할 때 쓰인다.

ex) 你呢? 당신은 요?

他呢? 그는요?

患者呢? 환자들은요?

03 **请** : "~해주세요"의 의미로 동사의 앞에 쓰이며, 공손한 표현으로 널리 응용이 가능하다.

ex) 请进。 들어 오세요.

请坐。 앉으세요.

请喝茶。 차 드세요.

请说。 말씀하세요.

04 패턴연습

제시된 단어를 응용해서 연습해보세요.

01 您 你 你们 医生 医师 大夫 护士
nín nǐ nǐmen yīshēng yīshī dàifu hùshi

A: ______________________ 好。

______________________ hǎo.

早上 中午 晚上 上午 下午
zǎoshang zhōngwǔ wǎnshang shàngwǔ xiàwǔ

A: ______________________ 好。

______________________ hǎo.

02 坐 说 写 读 喝 听
zuò shuō xiě dú hē tīng

A: 请 ______________________ 。

Qǐng ______________________ .

05 대화연습

제시된 글에 맞게 중국어로 써보세요.

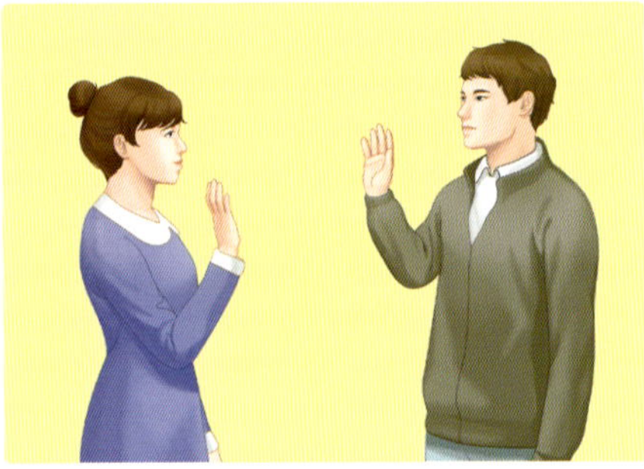

A: ______________________________

(안녕하세요.)

B: ______________________________

(안녕하세요.)

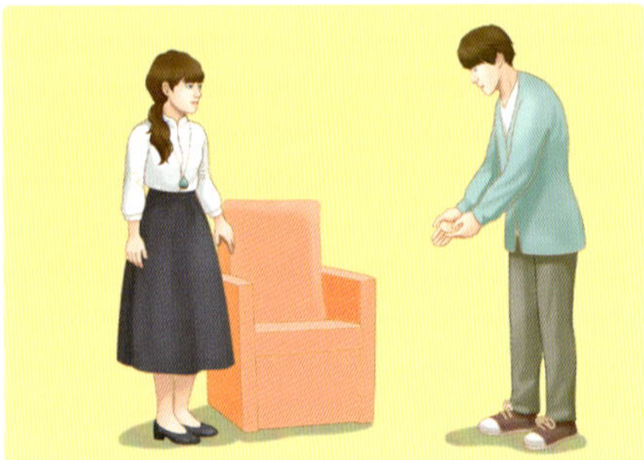

A: ______________________________

(앉으세요.)

B: ______________________________

(감사합니다.)

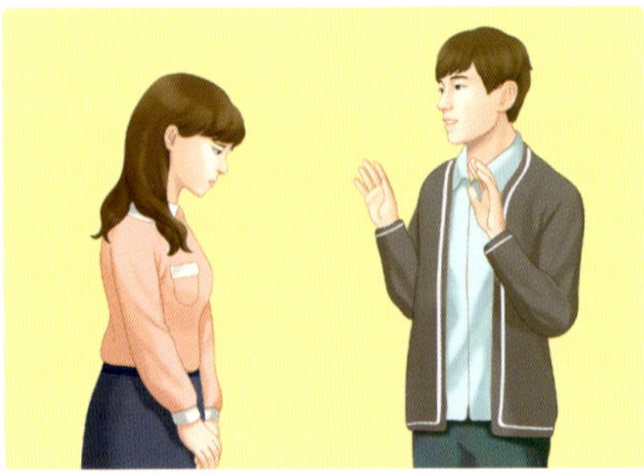

A: ______________________________

(죄송합니다.)

B: ______________________________

(괜찮습니다.)

06 듣기연습

다음 녹음을 듣고 중국어로 써보세요.

01

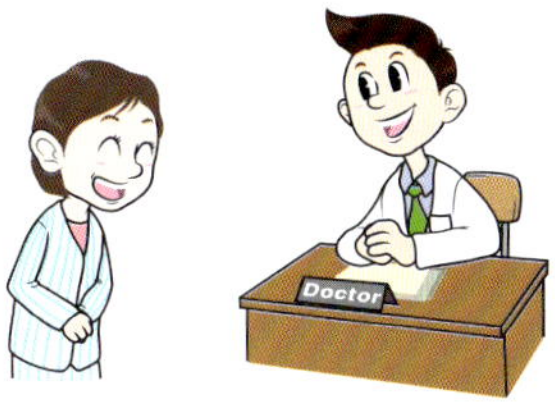

A: ______________________________

B: ______________________________

02

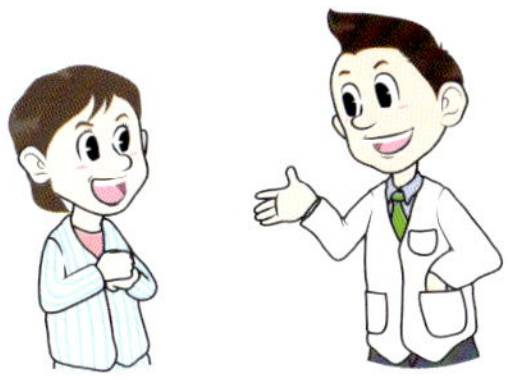

A: ______________________________

B: ______________________________

A: ______________________________

03

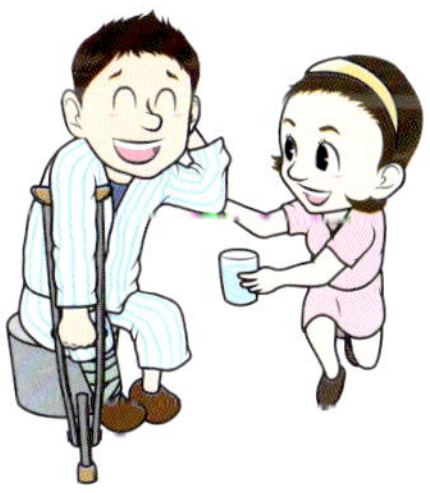

A: ______________________________

B: ______________________________

04

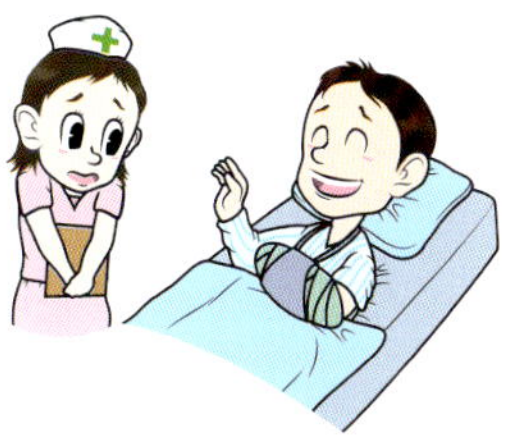

A: ______________________________

B: ______________________________

06 듣기연습

다음 녹음을 듣고 중국어로 써보세요.

05

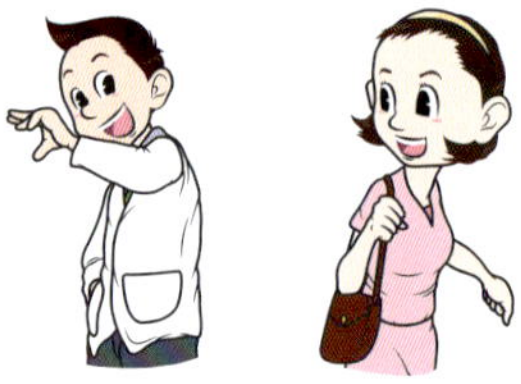

A: ______________________________

B: ______________________________

06

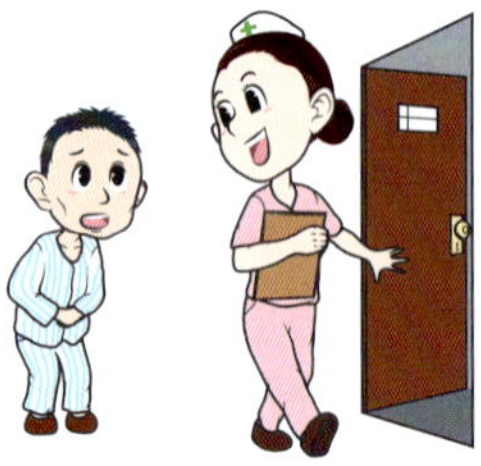

A: ______________________________

B: ______________________________

第2单元 02

你的孩子好吗?

당신의 아이는 잘 지냅니까?

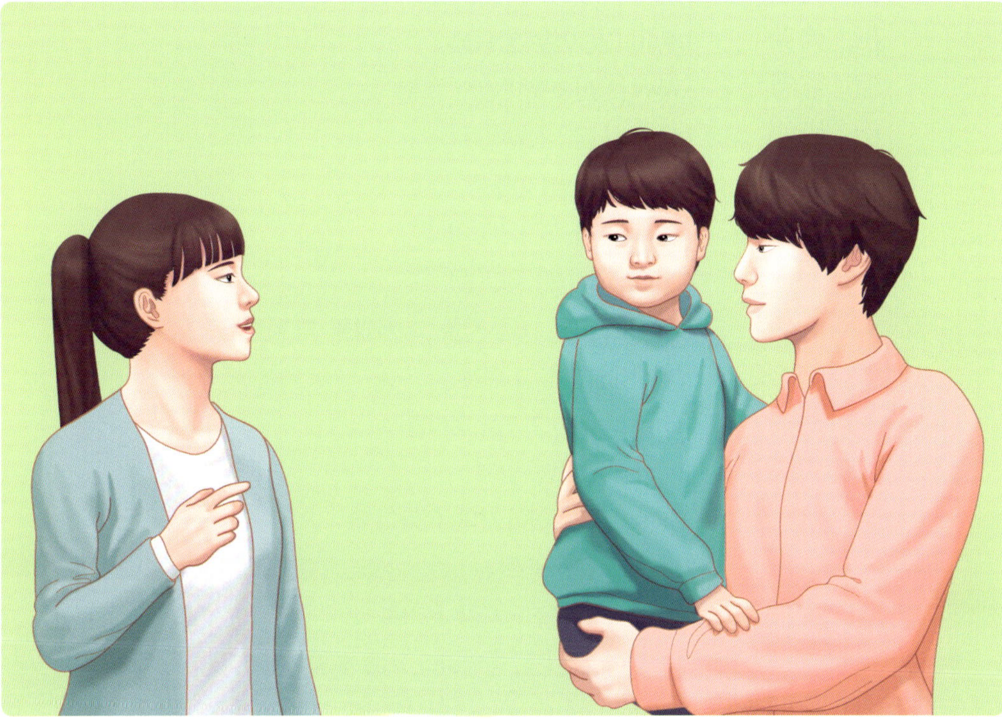

문법 ① 的 ② 谁 ③ 不 ④ 都

제2단원은 의료인이 환자의 몸상태를 물어볼 때 사용하는 표현 그리고 그 외 누구인지, 바쁜지 등 일반적인 사실에 대해 질문하는 표현 방법에 대해서 배우게 된다. 환자의 상태 등을 확인할 때 가장 먼저 사용하게 되는 표현이므로 숙지하는 것이 중요하다. 이 단원에서는 소유격을 표현하는 的, 누구인지 묻는 谁, 부정문을 표현하는 不, 그리고 모두를 뜻하는 都의 사용법을 익히도록 한다. 짧은 문장이지만 발음에 유의하며 연습하도록 하자.

01 生词

01 爸爸 [bàba] [명] 아빠. 아버지
02 妈妈 [māma] [명] 엄마. 어머니
03 姐姐 [jiějie] [명] 누나. 언니
04 弟弟 [dìdi] [명] 아우. 남동생
05 爷爷 [yéye] [명] 친할아버지. 조부
06 奶奶 [nǎinai] [명] 친할머니
07 妹妹 [mèimei] [명] 여동생
08 健康 [jiànkāng] [동] 건강하다
09 我们 [wǒmen] [대] 우리(들)
10 他们 [tāmen] [대] 그들. 저들. 그 사람들. 저 사람들
11 她 [tā] [대] 그녀. 그 여자
12 她们 [tāmen] [대] 그녀들. 여자들
13 丈夫 [zhàngfu] [명] 남편
14 孩子 [háizi] [명] 아이.자녀. 아들과 딸
15 忙 [máng] [동] 바쁘다.
16 家人 [jiārén] [명] 집안사람. 한가족
17 欢迎 [huānyíng] [동] 환영하다. 기쁘게 맞이하다
18 欢迎光临 [huānyíngguānglín] 어서오세요
19 祝 [zhù] [동] 기원하다. 축복하다. 축하하다
20 都 [dōu] [부] 모두. 다. 전부
21 女儿 [nǚ’ér] [명] 딸
22 儿子 [érzi] [명] 아들
23 护照 [hùzhào] [명] 여권
24 电话 [diànhuà] [명] 전화
25 号码 [hàomǎ] [명] 번호. 숫자
26 谁 [shéi] [대] 누구
27 哥哥 [gēge] [명] 형. 오빠
28 医院 [yīyuàn] [명] 병원
29 是 [shì] [동] 이다. [문어] 옳다고 여기다. 긍정하다
30 老师们 [lǎoshīmen] [명] 선생님들

02 课文

#1 A 您的孩子[1]好吗？
Nín de háizi hǎo ma?
당신의 아이는 잘 지냅니까?

B 我的孩子很好。
Wǒ de háizi hěn hǎo.
저의 아이는 좋습니다.

#2 A 您的爸爸、妈妈都健康吗？
Nín de bàba, māma dōu jiànkāng ma?
당신의 엄마, 아빠는 모두 건강합니까?

B 都很健康。
Dōu hěn jiànkāng.
모두 매우 건강합니다.

#3 A 他是谁？
Tā shì shéi?
그는 누구입니까?

B 他是我的丈夫[2]。
Tā shì wǒ de zhàngfu.
그는 저의 남편입니다.

02 课文

#4 A 护士、你忙吗？
Hùshi, nǐ máng ma?
간호사 선생님, 당신은 바쁩니까?

B 我不忙。
Wǒ bù máng.
저는 바쁘지 않습니다.

#5 A 她们[3]都忙吗？
Tāmen dōu máng ma?
그녀들은 모두 바쁩니까?

B 她们都很忙。
Tāmen dōu hěn máng.
그녀들은 모두 매우 바쁩니다.

#6 A 欢迎光临。
Huānyíng guānglín.
오신 것을 환영합니다.

#7 A 祝您健康。
Zhù nín jiànkāng.
당신이 건강하시길 빕니다.

03 문법

01 **的** : "~의"로 해석이 됩니다. 소유격을 나타냅니다.

A的B = A의 B

ex）我的爸爸 나의 아빠

你的妈妈 당신의 엄마

他的女儿 그의 딸

她的儿子 그녀의 아들

他们的护照 그들의 여권

医院的电话号码 병원의 전화번호

02 **谁** : "누구"로 해석이 됩니다.

ex）他是谁？그는 누구입니까?

谁是你的儿子？누가 당신의 아들입니까?

03 **不** : 부정을 의미합니다.

A不B = A는 B하지 않다.

ex）我不忙。나는 바쁘지 않다.

我不喝茶。저는 차를 안 마셔요.

04 **都** : "모두"의 뜻을 가지고 있으며, 앞에는 반드시 복수를 나타낼 수 있는 주어가 들어가야 합니다.

ex）他们都很忙。그들은 모두 매우 바쁘다.

他们都健康。그들은 모두 건강하다.

护士都很忙。간호사들은 모두 바쁘다.

04 패턴연습

제시된 단어를 응용해서 연습해보세요.

01

家人 jiārén　爸爸 bàba　妈妈 māma　爷爷 yéye　奶奶 nǎinai　哥哥 gēge　姐姐 jiějie　弟弟 dìdi　妹妹 mèimei

女儿 nǚér　儿子 érzǐ

A: 你的 ________________ 好吗？

Nǐ de ________________ hǎo ma?

B: 我的 ________________ 很好。

Wǒ de ________________ hěn hǎo.

02

爸爸 bàba　妈妈 māma　爷爷 yéye　奶奶 nǎinai　弟弟 dìdi　妹妹 mèimei　女儿 nǚér　儿子 érzi

A: 他(她)是谁？

Tā(tā) shì shéi?

B: 他是我的 ________________ 。

Tā shì wǒ de ________________ .

03

你们 nǐmen　家人 jiārén　他们 tāmen　老师们 lǎoshīmen

A: ________________ 都忙吗？

________________ dōu máng ma?

B: ________________ 都很忙。

________________ dōu hěn máng.

05 대화연습

제시된 글에 맞게 중국어로 써보세요.

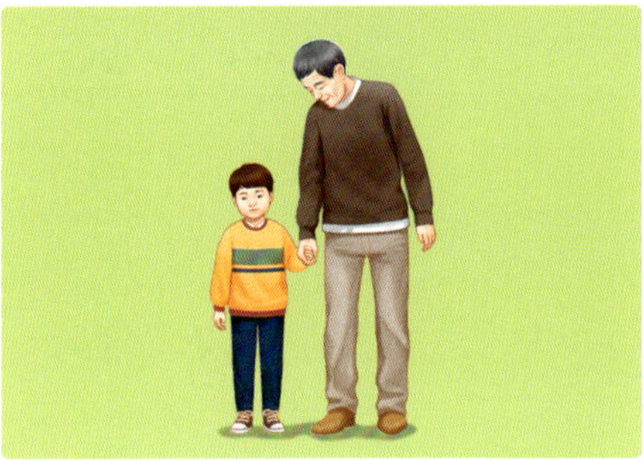

A: ______________________________

(그들은 모두 건강합니까?)

B: ______________________________

(그들은 모두 건강합니다.)

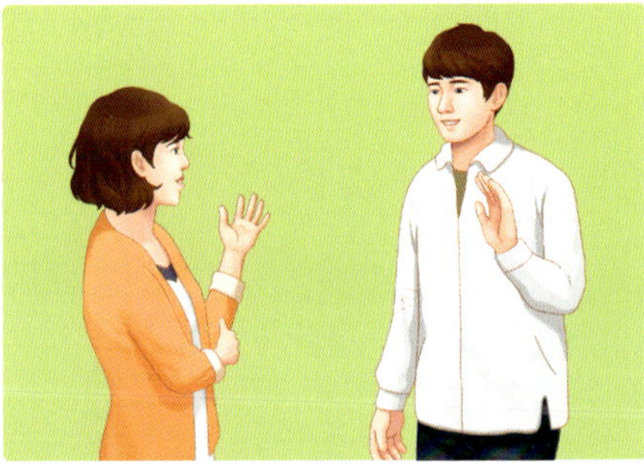

A: ______________________________

(당신은 잘 지내십니까?)

B: ______________________________

(저는 잘 지냅니다.)

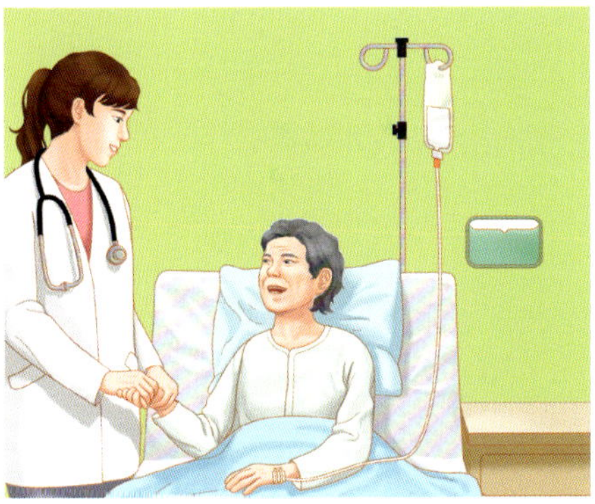

A: ______________________________

(어서오세요.)

B: ______________________________

(건강하세요.)

06 듣기연습

다음 녹음을 듣고 중국어로 써보세요.

01

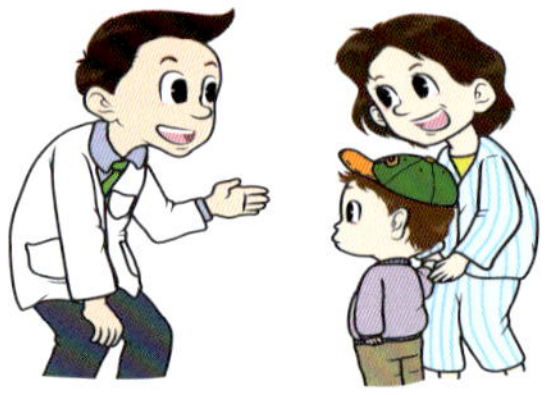

A: ____________________

B: ____________________

02

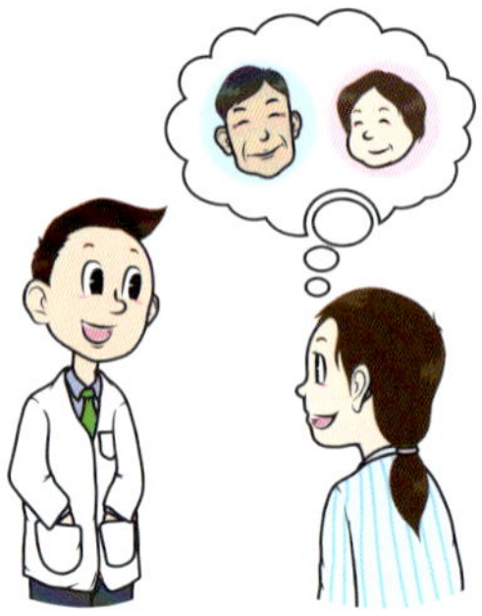

A: ____________________

B: ____________________

03

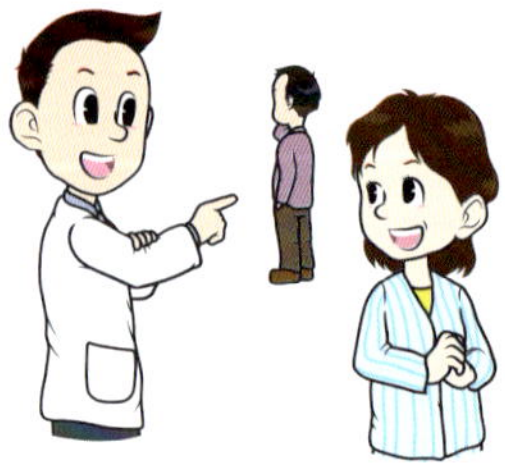

A: ____________________

B: ____________________

04

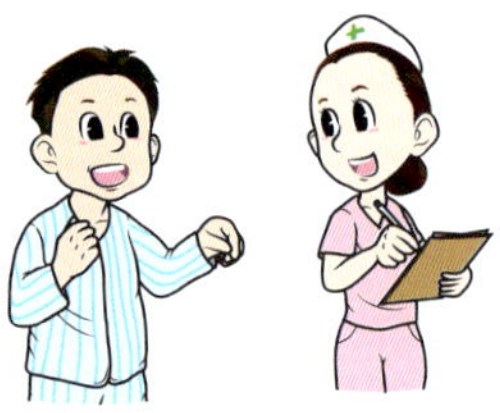

A: ____________________

B: ____________________

06 듣기연습

다음 녹음을 듣고 중국어로 써보세요.

05

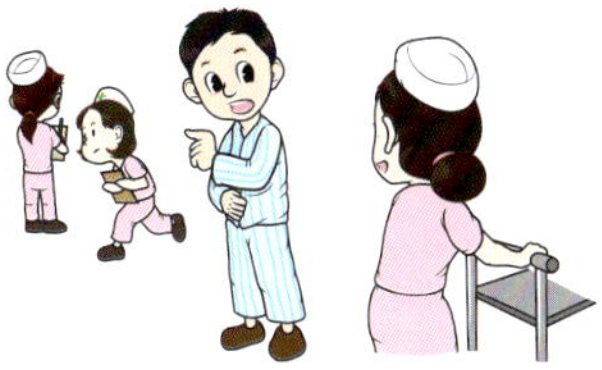

A: ______________________________

B: ______________________________

06

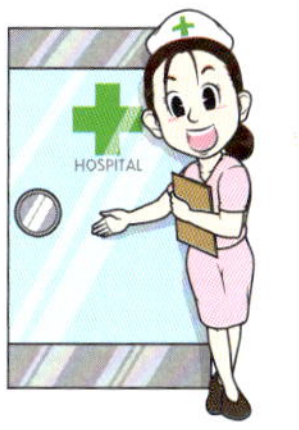

A: ______________________________

07

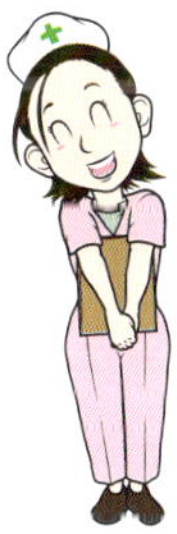

A: ______________________________

第3单元 03

你叫什么名字?

당신의 이름은 무엇입니까?

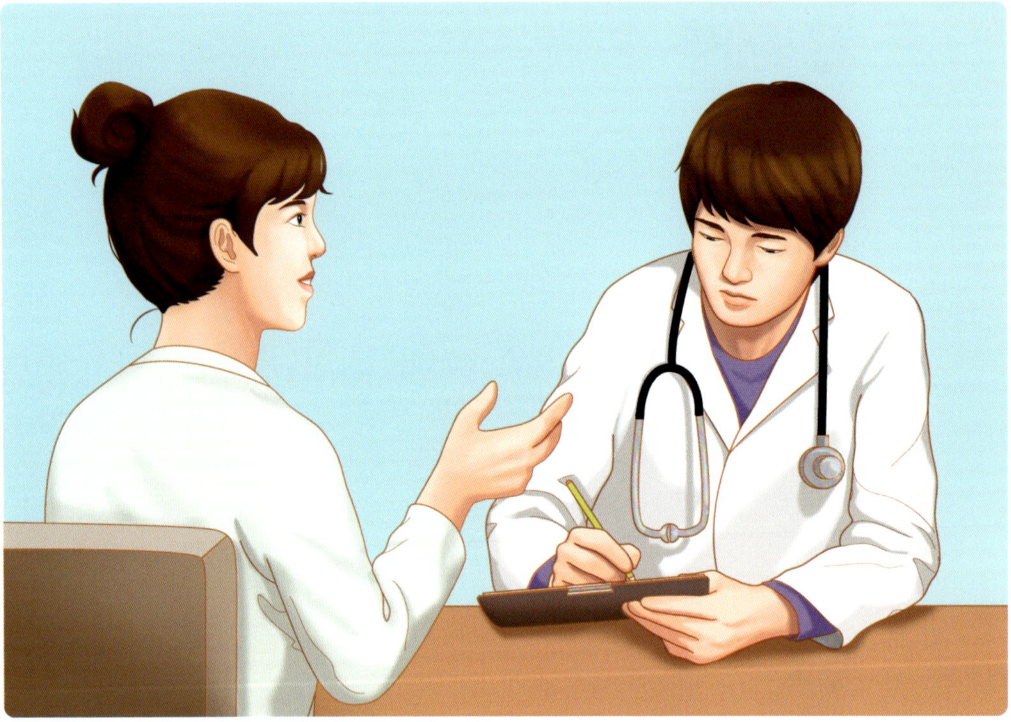

문법 ① 什么 ② S+V+O吗?

제3단원은 의료인이 환자의 이름 그리고 먹다, 마시다 등에 대해서 질문할 때 응용해서 사용할 수 있는 의문문의 표현에 대해서 배우게 된다. 의문문을 만들 때 吗를 붙인다는 것은 앞에서 간단히 배웠다. 이 단원에서는 什么를 사용하는 방법과 주어+동사+목적어 형태에 吗를 사용하는 방법을 익히도록 한다. 짧은 문장이지만 발음에 유의하며 연습하도록 하자.

01 生词

01 什么 [shénme] [대] 무엇. 무슨. 어떤. 어느
02 吃 [chī] [동] 먹다. 마시다
03 服 [fú] [동] (약을)먹다
04 有 [yǒu] [동] 있다. 가지고 있다. 소유하다
05 菜 [cài] [명] 채소. 야채. 요리
06 苹果 [píngguǒ] [명] 사과
07 肉 [ròu] [명] 고기. 살. 근육
08 鱼 [yú] [명] 물고기
09 东西 [dōngxi] [명] 물건. 사물. 물품
10 水 [shuǐ] [명] 물
11 抽烟 [chōuyān] [동] 담배(를) 피우다. 흡연하다
12 钱 [qián] [명] 돈
13 啤酒 [píjiǔ] [명] 맥주
14 药 [yào] [명] 약
15 高血压 [gāoxuèyā] [명] 고혈압
16 低血压 [dīxuèyā] [명] 저혈압
17 国强 [guóqiáng] [고] 구어치앙
18 姓 [xìng] [명] 성
19 贵 [guì] [형] 귀중하다. 비싸다
20 王 [wáng] [명] 중국 성씨. 군주
21 叫 [jiào] [동] 부르다.
22 名字 [míngzi] [명] 이름.
23 咖啡 [kāfēi] [외] 커피(coffee)
24 绿茶 [lǜchá] [명] 녹차
25 花茶 [huāchá] [명] 화차. 꽃차
26 红茶 [hóngchá] [명] 홍차
27 牛奶 [niúnǎi] [명] 우유
28 酒 [jiǔ] [명] 술
29 看 [kàn] [동] 보다. 구경하다

02 课文

#1

A 您贵姓？
Nín guì xìng?
당신의 성은 무엇입니까?

B 我姓王。
Wǒ xìng wáng.
저의 성은 왕입니다.

#2

A 你叫什么名字？
Nǐ jiào shénme míngzi?
당신의 이름은 무엇입니까?

B 我叫国强。
Wǒ jiào guóqiáng.
저의 이름은 구어챵입니다.

#3

A 你吃[1]什么药？
Nǐ chī shénme yào?
당신은 무슨 약을 먹습니까?

B 我吃高血压药[2]。
Wǒ chī gāoxuèyā yào.
저는 고혈압약을 먹습니다.

02 课文

#4

A 你喝啤酒吗？
Nǐ hē píjiǔ ma?
당신은 맥주를 마십니까?

B 我不喝酒。
Wǒ bù hējiǔ.
저는 술을 마시지 않습니다.

#5

A 你喝[3]什么？
Nǐ hē shénme?
당신은 무엇을 마십니까?

B 我喝咖啡[4]。
Wǒ hē kāfēi.
저는 커피를 마십니다.

03 문법

01 **什么?** : "무엇"의 의미를 나타내며, 의문사이다. 의문대사 什么가 있을 때는 吗를 붙이지 않습니다.

ex） 你喝什么？ 당신은 무엇을 마십니까?

你吃什么？ 당신은 무엇을 먹습니까?

02 주어+동사+목적어吗？: "주어"는 "목적어"를 "동사"합니까? 라고 쓰입니다.

ex） 你喝水吗？ 당신은 물을 마십니까?

你抽烟吗？ 당신은 담배를 핍니까?

你有钱吗？ 당신은 돈이 있습니까?

04 패턴연습 제시된 단어를 응용해서 연습해보세요.

01 吃 chī 服 fú 有 yǒu

A: 你 ______________ 什么药?

Nǐ ______________ shénme yào?

B: 我 ______________ 高血压药。

Wǒ ______________ gāoxuèyā yào.

02 菜 cài 苹果 píngguǒ 肉 ròu 鱼 yú 东西 dōngxi

A: 你吃什么?

Nǐ chī shénme?

B: 我吃 ______________ 。

Wǒ chī ______________ .

03 看 kàn 说 shuō 读 dú 写 xiě 听 tīng 吃 chī

他 ______________ 什么?

Tā ______________ shénme?

04 红茶 hóngchá 咖啡 kāfēi 绿茶 lǜchá 花茶 huāchá 牛奶 niúnǎi

A: 你喝什么?

Nǐ hē shénme?

B: 我喝 ______________ 。

Wǒ hē ______________ .

05 대화연습

제시된 글에 맞게 중국어로 써보세요.

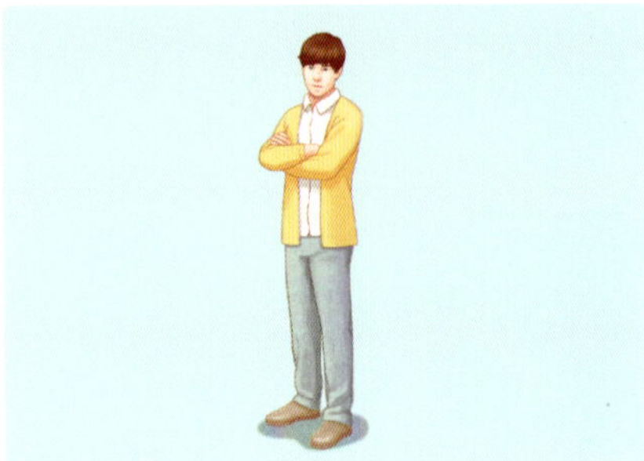

A: ______________________________

(그의 이름은 무엇입니까?)

B: ______________________________

(그의 이름은 ○○○입니다.)

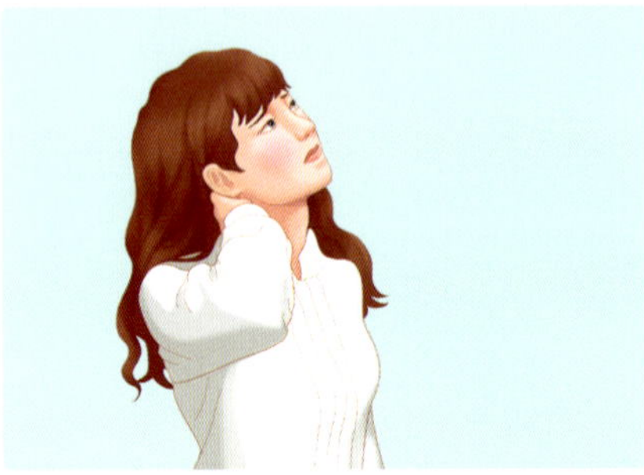

A: ______________________________

(당신은 고혈압이 있습니까?)

B: ______________________________

(저는 고혈압이 있습니다.)

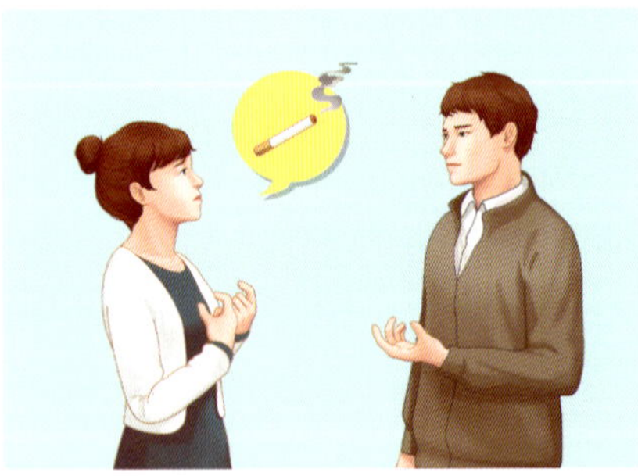

A: ______________________________

(당신은 담배를 핍니까?)

B: ______________________________

(저는 담배를 피지 않습니다.)

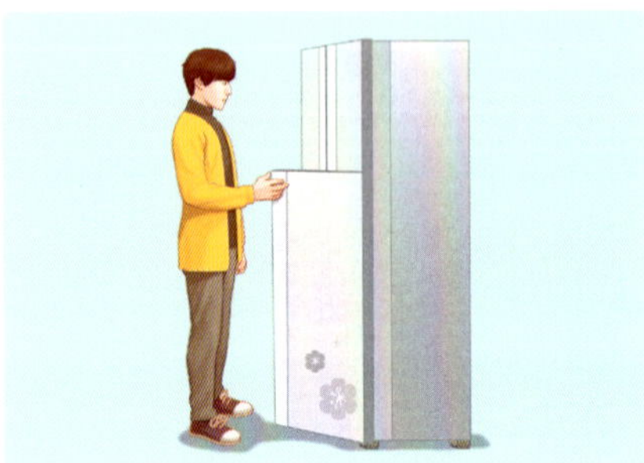

A: ______________________________

(당신은 무엇을 마십니까?)

B: ______________________________

(저는 우유를 마십니다.)

06 듣기연습

다음 녹음을 듣고 중국어로 써보세요.

01 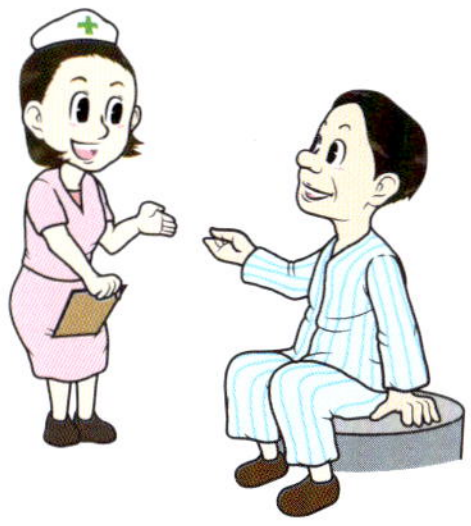

A: ____________________

B: ____________________

02 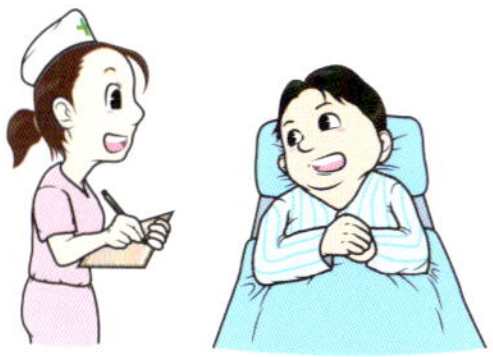

A: ____________________

B: ____________________

03 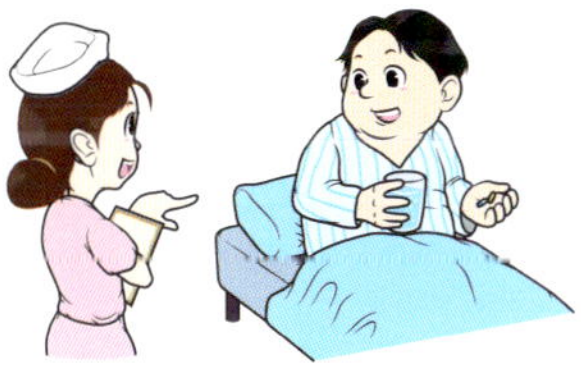

A: ____________________

B: ____________________

04 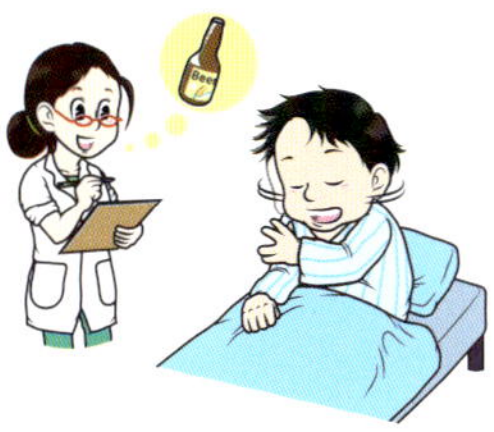

A: ____________________

B: ____________________

06 듣기연습

다음 녹음을 듣고 중국어로 써보세요.

05 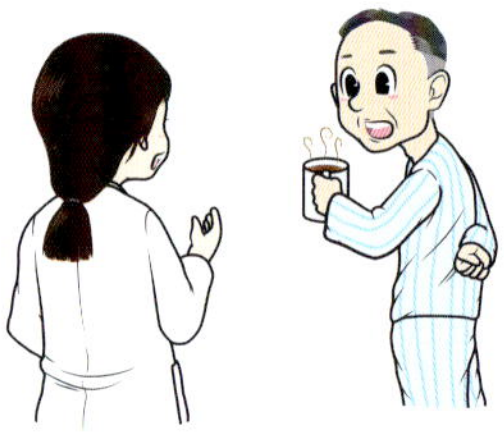

A: ____________________

B: ____________________

第4单元 04

你是哪国人？

당신은 어느 나라 사람입니까?

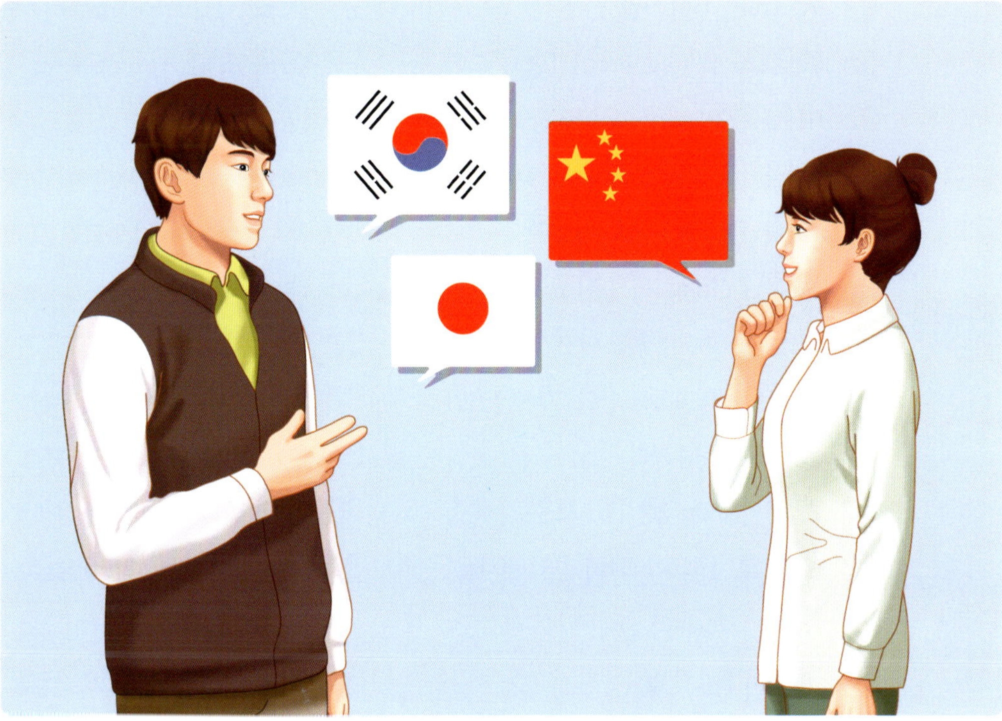

문법 ① 哪 ② 是 ③ 在 ④ 儿화 ⑤ 就 ⑥ A是B的 ⑦ 从

제4단원은 의료인이 환자와 대화할 때 자주 사용할 수 있는 어디서 왔는지, 어디로 가는지 등에 대해서 질문하는 상황을 배우게 된다. 이를 비롯해서 대화상대와 친숙감을 줄 수 있도록 일상적인 질문도 덧붙였다. 이 단원에서는 어디를 뜻하는 哪, 구어체에서 많이 사용하는 儿화, 장소 뒤에 붙여서 ~에, ~가를 의미하는 在 등의 사용방법을 익히도록 한다. 짧은 문장이지만 발음에 유의하며 연습하도록 하자.

01 生词

01 哪 [nǎ] [대] 어느. 어떤. 어디
02 国 [guó] [명] 국가. 나라
03 人 [rén] [명] 사람. 인간
04 韩国人 [Hánguórén] [명] 한국인
05 中国 [Zhōngguó] [명] 중국
06 德国 [Déguó] [명] 독일(Germany)
07 美国 [Měiguó] [명] 미국
08 英国 [Yīngguó] [명] 영국(England)
09 日本 [Rìběn] [명] 일본
10 俄罗斯 [éluósī] [명] 러시아(연방)
11 去 [qù] [동] 가다
12 首尔 [Shǒu'ěr] [명] 서울
13 检查室 [jiǎncháshì] [명] 검사실
14 注射 [zhùshè] [동] 주사하다
15 室 [shì] [명] 실
16 舒服 [shūfu] [형] (몸 · 마음이) 편안하다
17 就 [jiù] [부] 곧.바로. 당장
18 在 [zài] [동] 존재하다. …에 있다
19 那儿 [nàr] [대] 그곳. 저곳. 거기. 저기
20 哪儿 [nǎr] [대] 어디. 어느 곳(哪里 [nǎli])
21 药房 [yàofáng] [명] 약방. 약국
22 宾馆 [bīnguǎn] [명] 호텔
23 学生 [xuésheng] [명] 학생
24 名片 [míngpiàn] [명] 명함
25 公司 [gōngsī] [명] 회사. 직장
26 长城 [Chángchéng] [명] '만리장성'의 줄임말.
27 天安门 [Tiān'ānmén] [명] 천안문
28 名胜古迹 [míngshènggǔjì] [명] 명승고적
29 这儿 [zhèr] [대] 여기. 이곳
30 从 [cóng] [동] 따르다. 좇다
31 来 [lái] [동] 오다
32 等等 [děngděng] [조] 기타. 등등. 따위
33 釜山 [fǔshān] [명] 부산
34 北京 [Běijīng] [명] 북경. 베이징
35 上海[Shànghǎi] [명]상해. 상하이
36 南山[Nánshān] [명] 남산
37 东大门[dōngdàmén] [명] 동대문
38 明洞[míngdòng] [명] 명동
39 景福宫[jǐngfúgōng] [명] 경복궁
40 多 [duō] [형] (수량이) 많다
41 那 [nà] [대] 그. 저
42 这 [zhè] [대] 이것
43 这里 [zhèlǐ] [대] 이곳. 여기
44 那里 [nàli] [대] 그곳. 저곳. 거기. 저기
45 做 [zuò] [동] 하다. 종사하다
46 工作 [gōngzuò] [명] 직업. 일자리
47 银行 [yínháng] [명] 은행

02 课文

#1 A 你是哪国人？
Nǐ shì nǎ guó rén?
당신은 어느 나라 사람입니까?

B 我是韩国人[1]。
Wǒ shì Hánguórén.
저는 한국 사람입니다.

#2 A 医院[2]在哪里？
Yīyuàn zài nǎli?
병원이 어디에 있습니까?

B 医院在首尔。
Yīyuàn zài Shǒuěr.
병원은 서울에 있습니다.

#3 A 你去哪儿？
Nǐ qù nǎr?
당신은 어디 갑니까?

B 我去检查室[3]。
Wǒ qù jiǎncháshì.
저는 검사실에 갑니다.

#4 A 你哪儿不舒服？
Nǐ nǎr bú shūfu?
당신은 어디가 불편합니까?

B 就是这儿。
Jiù shì zhèr.
바로 여기입니다.

02 课文

#5 A 你是从哪儿来的？
Nǐ shì cóng nǎr lái de?
당신은 어디서 왔습니까?

B 我是从北京[4]来的。
Wǒ shì cóng Běijīng lái de.
저는 북경에서 왔습니다.

#6 A 北京好吗？
Běijīng hǎo ma?
북경은 좋습니까?

B 北京很好、那儿有长城、天安门[5]等、很多名胜古迹。
Běijīng hěn hǎo, nàr yǒu Chángchéng, Tiān'ānmén děng hěn duō míngshènggǔjì.
북경은 매우 좋습니다. 북경에는 만리장성, 천안문 등이 있습니다. 매우 많은 명승고적지가 있습니다.

#7 A 那首尔好吗？
Nà Shǒuěr hǎo ma?
그러면 서울은 어떻습니까?

B 首尔也很好。
Shǒuěr yě hěn hǎo.
서울도 좋습니다.

03 문법

01 哪 : 의문사로 "어느"의 뜻이며, 哪里、哪儿 등으로 활용되며 이 두 단어는 "어디" 라는 뜻입니다.

Ex） 我们去哪里？ 우리는 어디로 갑니까?
医院在哪里？ 병원은 어디 있습니까?
药房在哪里？ 약국은 어디 있습니까?

02 是 : "~는 ~~이다."라는 뜻으로 쓰입니다. A是B = A는 B이다(입니다).

Ex） 我是学生。 나는 학생입니다.
他是医生。 그는 의사입니다.
我们是韩国人。 우리는 한국인입니다.
这里是检查室。 여기는 검사실입니다.
这是我的名片。 이것은 저의 명함입니다.

03 在 : "~에서", "~에 ~이 있다" 의 뜻이며, 在뒤 에는 장소가 옵니다.

Ex） 我在北京。 나는 북경에 있습니다.
宾馆在首尔。 호텔은 서울에 있습니다.

04 儿화 : 음절 끝에 er이 붙는 것을 얼화라고 합니다. 주로 북경인 혹은 북방인들이 습관적으로 많이 사용합니다.

Ex） 哪儿 = 哪里 어디
这儿 = 这里 여기, 이곳
那儿 = 那里 거기, 그곳

05 就 : "바로"의 뜻입니다

Ex） 就在那儿。 바로 그곳(거기) 입니다.
就是我。 바로 저입니다.

06 A是B的 : B는 장소, 방법, 시간 등이 오며 강조의 의미가 있습니다.

Ex） 你是做什么工作的？ 당신은 무슨 일을 합니까?

07 从 : "~로부터 ~에서 부터"의 뜻입니다.

Ex） 我是从上海来的。 나는 상해에서 왔습니다.

04 패턴연습 제시된 단어를 응용해서 연습해보세요.

01

韩国人	中国人	德国人	美国人	日本人	英国人	俄罗斯人
Hánguórén	Zhōngguórén	Déguórén	Měiguórén	Rìběnrén	Yīngguórén	Éluósīrén

A: 你是哪国人?

Nǐ shì nǎ guó rén?

B: 我是________________。

Wǒ shì ________________.

02

银行	宾馆	公司
yínháng	bīnguǎn	gōngsī

A: ________________ 在哪里?

________________ zài nǎlǐ?

B: ________________ 在首尔。

________________ zài Shǒuěr.

03

药房（店）	注射室	检查室
yàofáng(diàn)	zhùshèshì	jiǎncháshì

A: 你去哪儿?

Nǐ qù nǎr

B: 我去________________。

Wǒ qù ________________.

04 패턴연습 제시된 단어를 응용해서 연습해보세요.

04

首尔	北京	釜山	上海
Shǒu'ěr	Běijīng	Fǔshān	Shànghǎi

A: 你是从哪儿来的?

Nǐ shì cóng nǎr lái de?

B: 我是从____________________来的。

Wǒ shì cóng ____________________ lái de.

05

南山	东大门	明洞	景福宫
Nánshān	Dōngdàmén	Míngdòng	Jǐngfúgōng

A: 首尔好吗?

Shǒu'ěr hǎo ma?

B: 首尔很好，首尔有__________，__________等很多名胜古迹。

Shǒu'ěr hěn hǎo, Shǒu'ěr yǒu __________, __________ děng hěn duō míngshènggǔjì.

05 대화연습

제시된 글에 맞게 중국어로 써보세요.

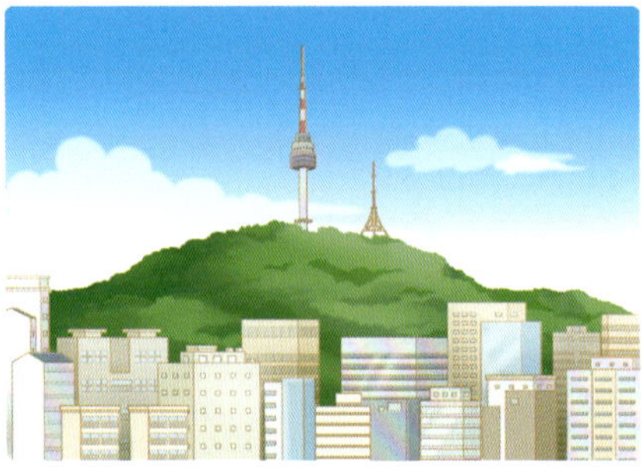

A: ______________________

(당신들은 어디 가십니까?)

B: ______________________

(우리들은 서울에 갑니다.)

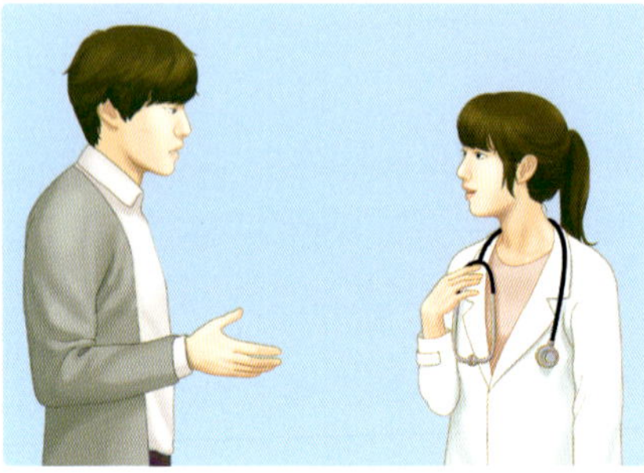

A: ______________________

(의사는 어디 계십니까?)

B: ______________________

(제가 바로 의사입니다.)

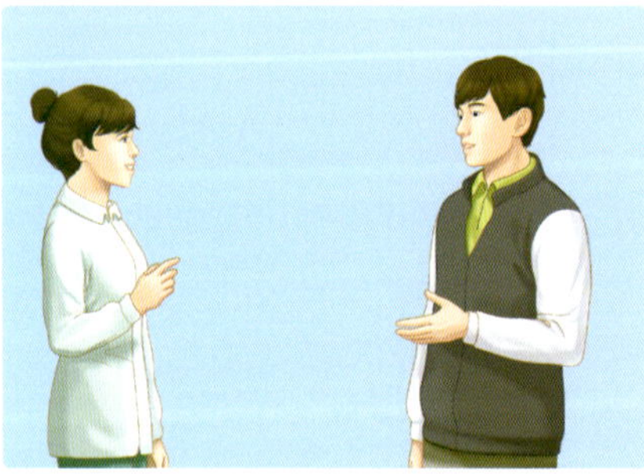

A: ______________________

(당신은 어느 나라 사람입니까?)

B: ______________________

(저는 중국인입니다.)

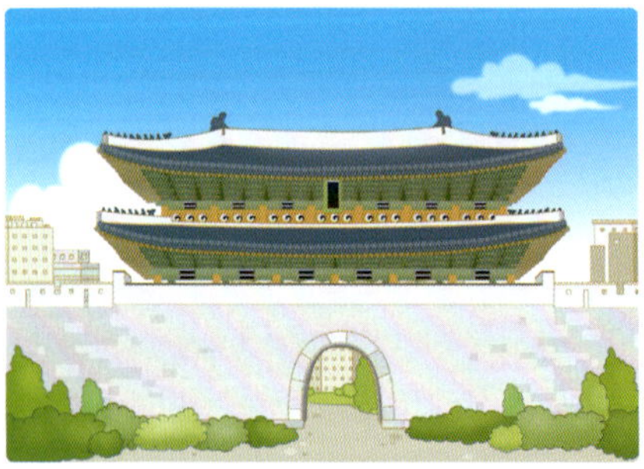

A: ______________________

(서울은 좋습니까?)

B: ______________________

(서울은 좋습니다. 많은 명승고적이 있습니다.)

06 듣기연습

다음 녹음을 듣고 중국어로 써보세요.

01

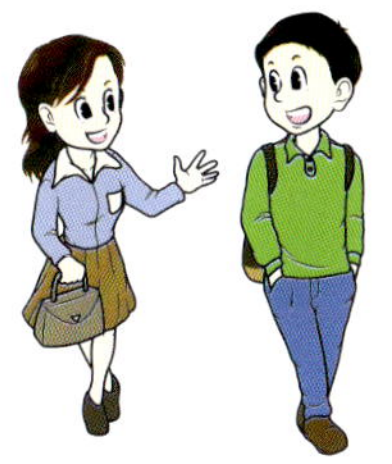

A: ________________________________

B: ________________________________

02

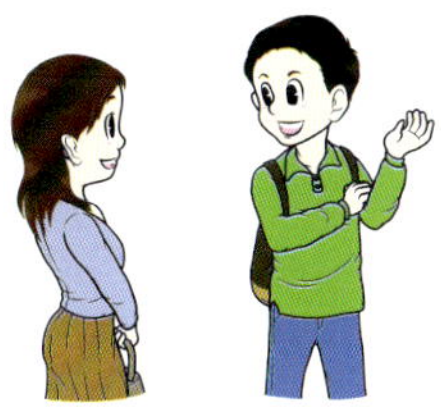

A: ________________________________

B: ________________________________

03

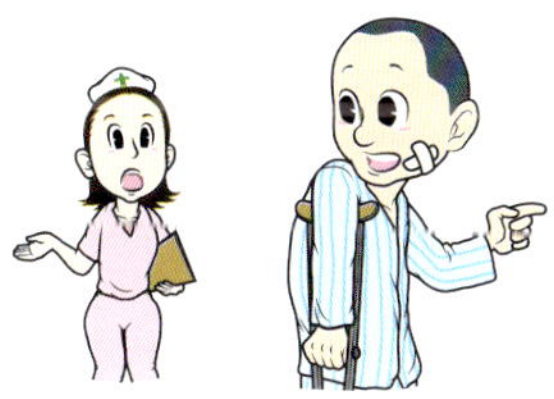

A: ________________________________

B: ________________________________

04

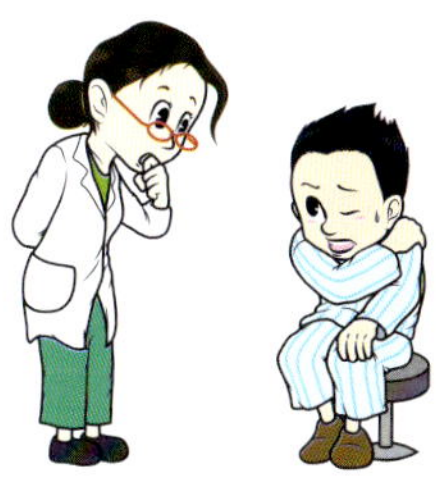

A: ________________________________

B: ________________________________

06 듣기연습

다음 녹음을 듣고 중국어로 써보세요.

05

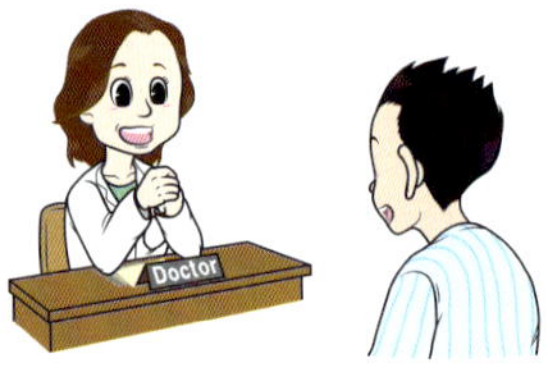

A: ______________________________

B: ______________________________

06

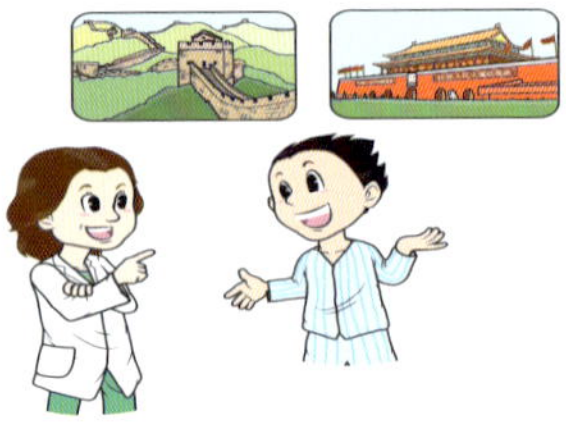

A: ______________________________

B: ______________________________

07

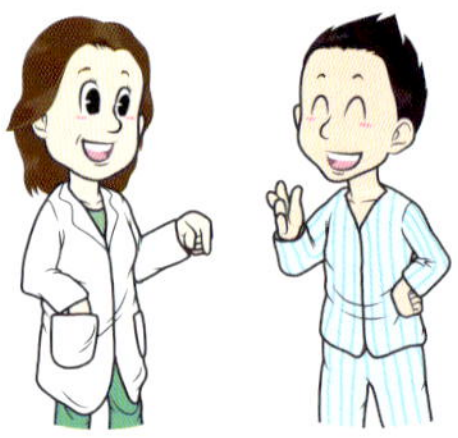

A: ______________________________

B: ______________________________

第5单元 05

你做什么工作?

당신은 무슨 일을 합니까?

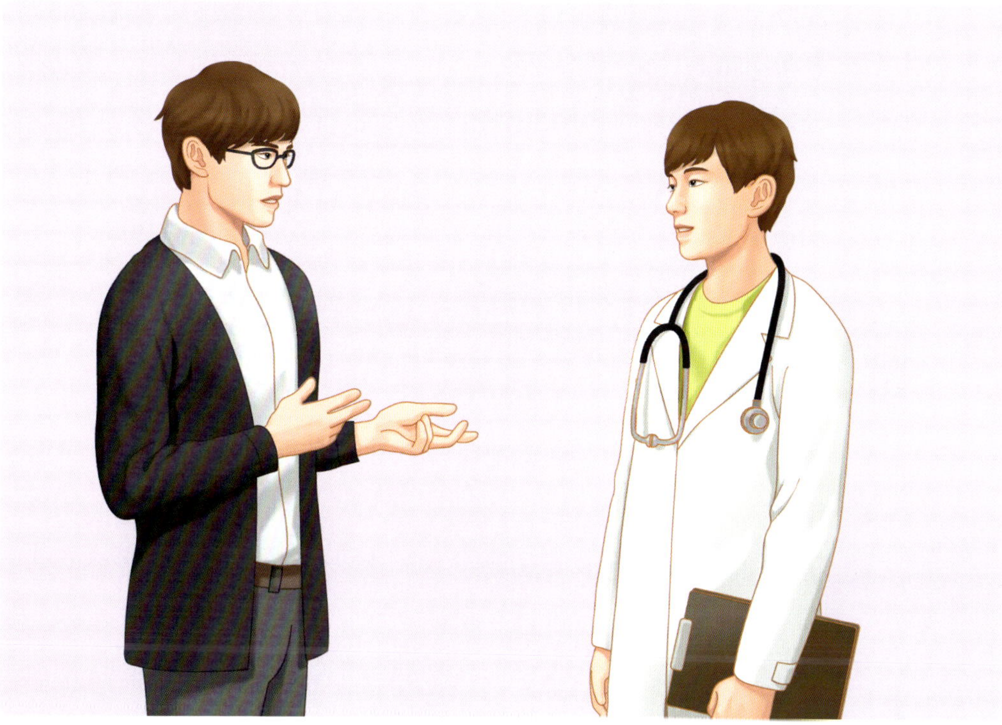

문법 ① 见到你很高兴 ② 多大年纪 ③ 了 ④ 有 ⑤ 几

제5단원은 의료인이 환자와 만나서 인사부터 반가움의 표현, 직업, 나이, 결혼 여부 등의 질문을 하는 상황을 배우게 된다. 앞 단원에서 배운 표현방법을 기초로 기본적인 신상을 물을 때 사용할 수 있는 방법들을 포함하고 있다. 이 단원에서는 나이를 묻는 多大年纪를 비롯해서 과거형에 사용하는 了, "있다"를 표현하는 有 등의 사용방법을 익히도록 한다. 짧은 문장이지만 발음에 유의하며 연습하도록 하자.

01 生词

01 李 [lǐ] [명] (Lǐ) 성(姓)
02 高兴 [gāoxìng] [형] 기쁘다. 즐겁다
03 律师 [lǜshī] [명] 변호사
04 老师 [lǎoshī] [명] 선생님. 스승
05 公司职员 [Gōngsīzhíyuán] [명] 사원
06 警察 [jǐngchá] [명] 경찰
07 司机 [sījī] [명] 기사. 운전사. 기관사
08 手术 [shǒushù] [명] [동]수술(하다).
09 大 [dà] [형] 크다. 넓다
10 年纪 [niánjì] [명] 나이. 연령
11 岁 [suì] [명] 살. 세 [연령을 세는 단위]
12 结婚 [jiéhūn] [동] 결혼하다
13 了 [le] [조] 동사 또는 형용사뒤에 쓰여 동작이 완료되거나 또는 변화가 되었음을 나타냄
14 到 [dào] [동] 도달하다. 도착하다. (어느곳에) 이르다. ~까지
15 见 [jiàn] [동] 마주치다. 만나다
16 艺术家 [yìshùjiā] [명] 예술가
17 一 [yī] [수] 1. 일. 하나
18 二 [èr] [수] 2. 둘. 이
19 三 [sān] [수] 3. 삼. 셋
20 四 [sì] [수] 4. 사. 넷
21 五 [wǔ] [수] 5. 오. 다섯
22 六 [liù] [수] 6. 육. 여섯
23 七 [qī] [수] 7. 칠. 일곱
24 八 [bā] [수] 8. 여덟. 팔
25 九 [jiǔ] [수] 9. 아홉. 구
26 十 [shí] [수] 10. 열. 십
27 十一 [shíyī] [수] 11. 열하나. 십일
28 十二 [shí'èr] [수] 12. 열둘. 십이
29 两 [liǎng] [수] 둘. [주로 짝을 이루는 사물 · 양사 · '半(bàn) · 千(qiān) · 万(wàn) · 亿(yì)'등의 앞.]
30 个 [gè] [양] 개. 사람. 명. [개개의 사람이나 물건에 쓰임]
31 几 [jǐ] [수] 몇. [숫자가 그렇게 많지 않을 때 사용함]
32 认识 [rènshi] [동] 알다. 인식하다
33 过敏 [guòmǐn] [동][의학] (약물이나 외부 자극에) 알레르기 반응을 보이다
34 朋友 [péngyou] [명] 친구. 벗
35 饭 [fàn] [명] 밥. 식사

02 课文

#1

A 您好，我是李大夫，见到你很高兴。
Nín hǎo, wǒ shì Lǐ dàifu, jiàndào nǐ hěn gāoxìng.
안녕하세요. 저는 닥터 리입니다. 당신을 만나서 매우 기쁩니다.

B 我也很高兴。
Wǒ yě hěn gāoxìng.
저도 매우 기쁩니다.

#2

A 你做什么工作？
Nǐ zuò shénme gōngzuò?
당신은 무슨 일을 하십니까?

B 我是律师[1]。
Wǒ shì lǜshī.
저는 변호사입니다.

#3

A 您多大年纪？
Nín duō dà niánji?
당신의 나이가 어떻게 됩니까?

B 我四十一岁。
Wǒ sìshíyī suì.
저는 41살입니다.

A 你结婚[2]了吗？
Nǐ jiéhūn le ma?
당신은 결혼했습니까?

B 我结婚了。
Wǒ jiéhūn le.
저는 결혼했습니다.

02 课文

#4

A 您有孩子吗?
Nín yǒu háizi ma?
당신은 아이가 있습니까?

B 我有两个孩子、一个是儿子、一个是女儿。
Wǒ yǒu liǎng ge háizi, yí ge shì érzi, yí ge shì nǚér.
저는 2명의 아이가 있습니다. 한명은 아들, 한명은 딸입니다.

A 您的孩子几岁了?
Nín de háizi jǐ suì le?
당신의 아이는 몇 살입니까?

B 儿子三岁、女儿一岁。
érzi sān suì, nǚér yí suì.
아들은 3살이고, 딸은 1살입니다.

03 문법

01 见到你很高兴 : "만나서 반갑습니다."의 뜻으로 쓰이며, 관용구 문으로 쓰입니다.

ex）认识你很高兴 = 见到你很高兴

(알게 되어서 기쁩니다) (만나서 반갑습니다)

02 多大年纪 : 나이를 묻는 말입니다.

ex）您多大年纪？ 연세가 어떻게 되십니까? (나보다 나이가 많을 때)

你几岁？ 몇살이니? (10세 미만 어린아이에게 물어 볼 때)

你多大了？ 당신은 몇살 입니까?(동년배에게 물어 볼 때)

03 了 : "~했었다","~했다"의 의미로 동작이 이미 완료 했음을 나타냅니다.

ex）你做手术了吗？ 당신은 수술을 하셨습니까?

我去医院了。 나는 병원에 갔습니다.

04 有 : "있다"의 뜻입니다.

ex）您有过敏吗？ 알레르기가 있으십니까?

您有孩子吗？ 아이가 있으십니까?

有人吗？ 사람 있습니까?

(의역하면 "여기 누구 계십니까?"의 뜻으로 쓰입니다.)

05 几 :"몇"의 뜻입니다. 보통 1~10 사이에 숫자를 물어볼 때 쓰입니다. 几는 의문사로 의문형에 쓰이며, 吗와 같이 쓰지 않습니다.

ex）那里有几个人？ 그곳에 몇 명이 있습니까?

你有几个韩国朋友？ 당신은 몇 명의 한국 친구들이 있습니까?

04 패턴연습

제시된 단어를 응용해서 연습해보세요.

01

律师	司机	公司职员	老师	警察	艺术家
lǜshī	sījī	gōngsīzhíyuán	lǎoshī	jǐngchá	yìshùjiā

A: 你做什么工作?

Nǐ zuò shénme gōngzuò?

B: 我是______________。

Wǒ shì ______________.

02

结婚	吃药	吃饭	喝酒
jiéhūn	chīyào	chīfàn	hējiǔ

A: 你 ______________ 了吗?

Nǐ ______________ le ma?

B: 我 ______________ 了。

Wǒ ______________ le.

05 대화연습

제시된 글에 맞게 중국어로 써보세요.

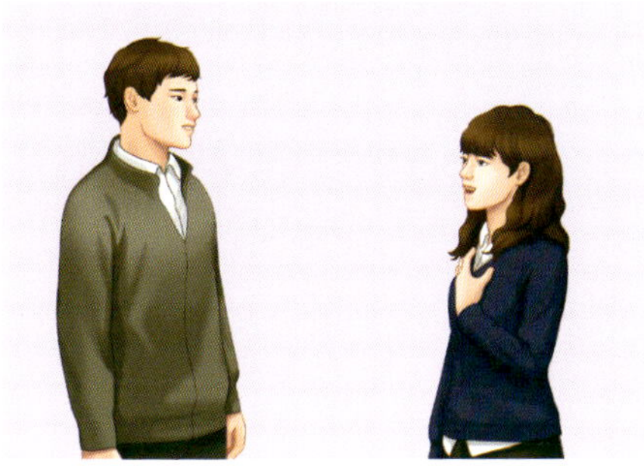

A: ______________________

(무슨 일을 하십니까?)

B: ______________________

(저는 회사 직원입니다.)

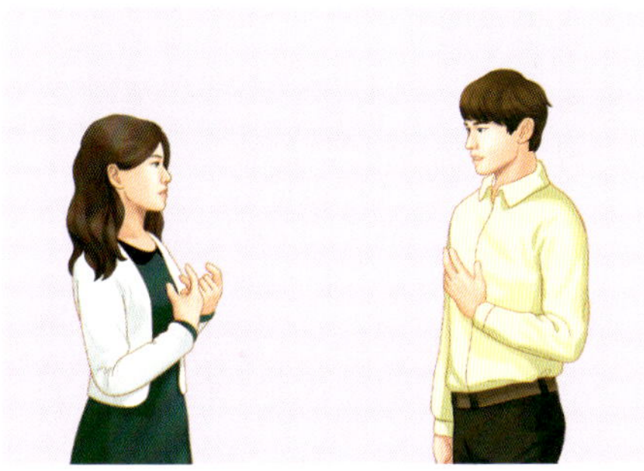

A: ______________________

(당신은 아이가 있습니까?)

B: ______________________

(저는 두 명의 아이가 있는데, 아들과 딸입니다.)

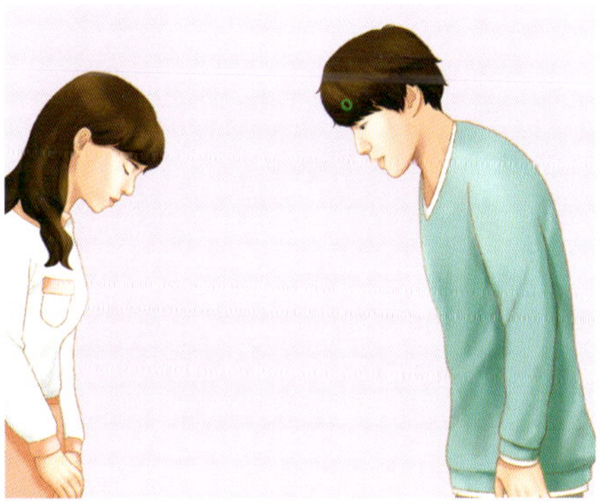

A: ______________________

(당신을 만나서 반갑습니다.)

B: ______________________

(저도 반갑습니다.)

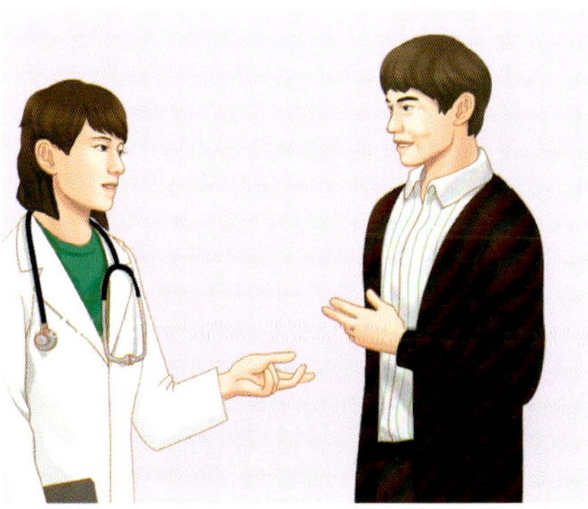

A: ______________________

(당신의 나이가 어떻게 됩니까?)

B: ______________________

(53살 입니디.)

06 듣기연습

다음 녹음을 듣고 중국어로 써보세요.

01 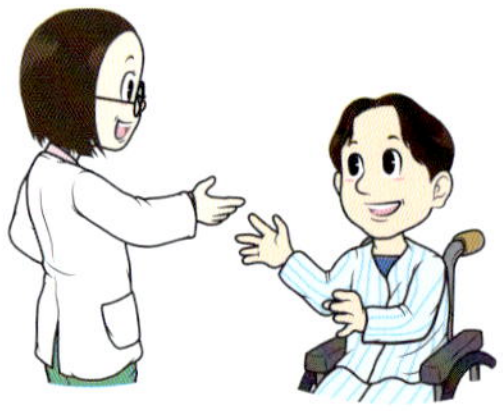

A: ______________________________

B: ______________________________

02 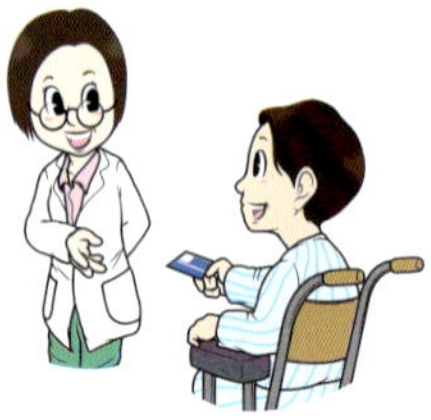

A: ______________________________

B: ______________________________

03 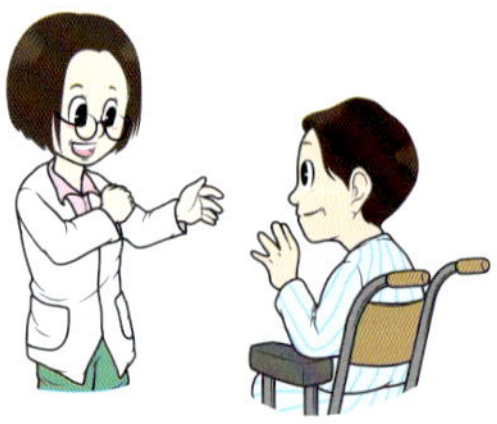

A: ______________________________

B: ______________________________

A: ______________________________

B: ______________________________

04 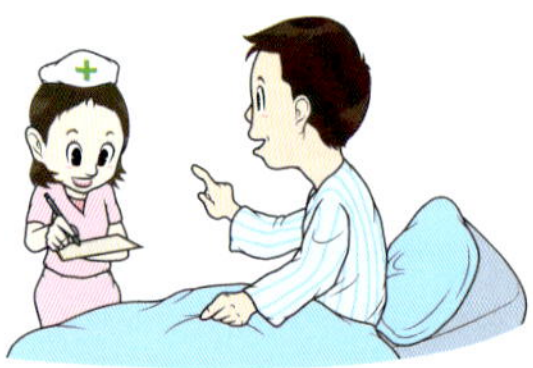

A: ______________________________

B: ______________________________

A: ______________________________

B: ______________________________

第6单元 06

我介绍一下自己。

저를 소개해 보겠습니다.

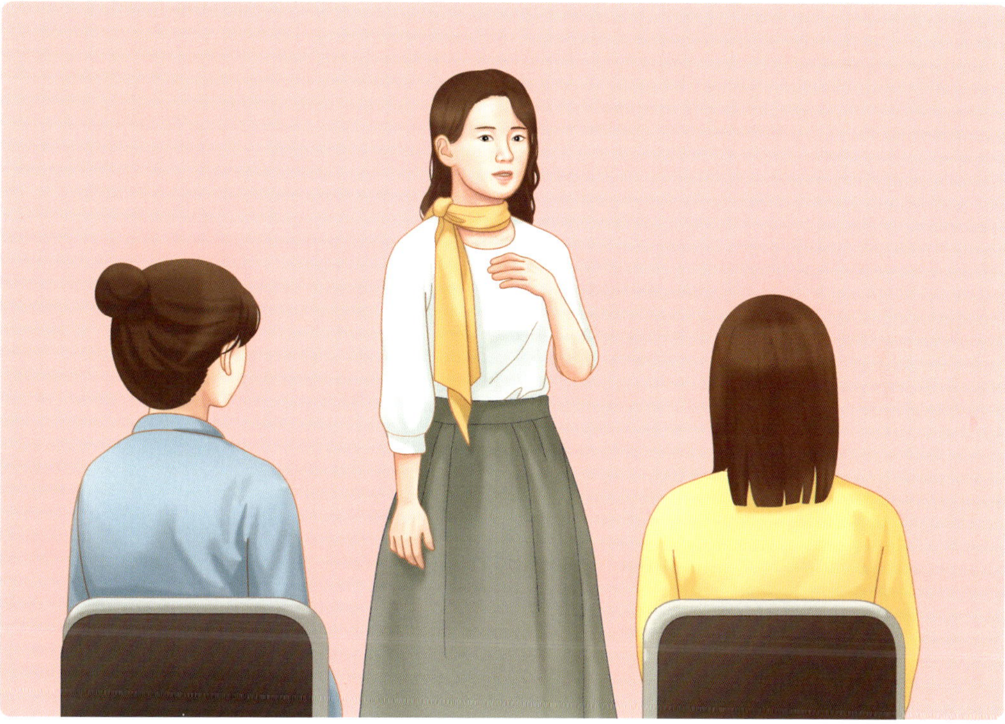

제6단원은 1단원부터 5단원까지 공부한 문법들을 이용해서 대화문이 아닌 자기소개하는 문장을 연습하는 단원이다. 앞에서 배운 간단한 문법들을 복습하면서 응용할 수 있는 내용들을 포함하고 있다. 어느 자리에서든지 자신을 소개할 수 있어야 하기에 이 단원에서 제시하는 기본틀을 기초로 각자를 소개하는 방법을 익히도록 한다. 발음에 유의하며 연습하도록 하자.

01 生词

01 大家 [dàjiā] [명] 모두. 다들

02 丈夫 [zhàngfu] [명] 남편

03 大学 [dàxué] [명] 대학

04 出生 [chūshēng] [동] 태어나다. 출생하다

05 于 [yú] [개] …에. …에서. [처소나 범위 또는 시간을 이끌어 내며, '在(zài)'에 상당함]

06 今年 [jīnnián] [명] 올해. 금년

07 教授 [jiàoshòu] [명] 교수

08 爱 [ài] [동] 사랑하다. 좋아하다

09 非常 [fēicháng] 대단히. 매우. 아주. 심히

10 帅 [shuài] 잘 생기다. 멋지다

11 另 [lìng] [대] 다른. 그 밖의. 이외의

12 清华大学 [Qīnghuádàxué] [고] 청화대학

13 本科 [běnkē] [명] (대학교의) 학부과정

14 毕业 [bìyè] [명] [동] 졸업하다

15 北京大学 [Běijīngdàxué] [고] 북경대학

16 研究生 [yánjiūshēng] [명] 대학원생. 연구생

17 觉得 [juéde] [동] …라고 여기다 …라고 느끼다.(생각하다)

18 难 [nán] [형] 어렵다. 힘들다. 곤란하다

19 多多关照 [duōduōguānzhào] 잘 부탁 드립니다

02 课文

大家好、见到你们很高兴。我姓王、叫美丽。我不是韩国人、是中国人。

Dàjiā hǎo, jiàndào nǐmen hěn gāoxìng. Wǒ xìng Wáng,
jiào měilì. Wǒ bù shì Hánguó rén, shì Zhōngguó rén.

我出生于北京、今年四十五岁。我的丈夫是韩国人、

wǒ chūshēng yú Běijīng. jīnnián sì shí wǔ suì, Wǒ de zhàngfu shì Hánguó rén.

他是大学教授。他非常帅、我很爱他。

tā shì dàxué jiāoshòu. tā fēicháng shuài, wǒ hěn ài tā.

我们有两个孩子、一个是女儿、另一个是儿子。我的家人都很健康。

Wǒmen yǒu liǎng ge háizi, yī gè shì nǚér, lìng yī gè shì érzi. Wǒ de jiārén dōu hěn jiànkāng.

我是清华大学本科毕业的、在北京大学读研究生、我觉得读研究生很难。

Wǒ shì qīnghuá dàxué běnkē bìyè de, zài Běijīng dà xué dú yánjiūshēng, wǒ juéde dú yánjiūshēng hěn nán.

请多多关照、谢谢大家。

Qǐng duōduō guānzhào, xièxie dàjiā .

모두 안녕하세요. 여러분을 만나서 반갑습니다. 저의 성은 왕이고 이름은 메이리입니다. 저는 한국인이 아니고 중국인입니다. 저는 북경에서 태어났습니다. 저는 올해 45세입니다. 저의 남편은 한국사람 입니다. 저의 남편은 대학교수입니다. 그는 매우 잘 생겼습니다. 저는 그를 사랑합니다. 우리는 두 명의 아이가 있습니다. 한 명은 딸이고 한 명은 아들입니다. 저의 가족은 모두 건강합니다. 저는 청화대학을 졸업했습니다. 저는 북경대학대학원에서 공부하고 있습니다. 제가 느끼기에 대학원 공부는 매우 어렵습니다. 잘 부탁 드립니다 모두들 감사합니다.

03 듣기연습

다음 녹음을 듣고 중국어로 써보세요.

04 쓰기연습

第7单元 07

治疗费多少钱?

진료비는 얼마 입니까?

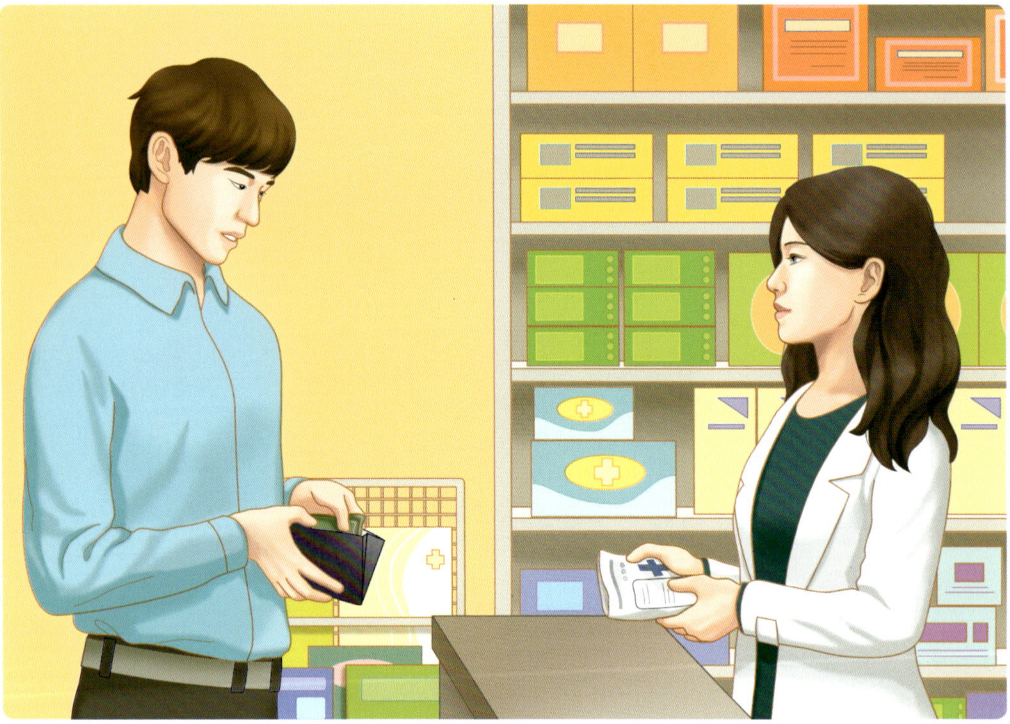

문법 ① 多少 ② 些 ③ 没有 ④ 有没有 ⑤ 个 ⑥ 两

제7단원은 의료인이 환자와의 대화에서 숫자에 관해서 질문하고 답하는 상황을 배우게 된다. 가격을 묻는 상황과 가족이 몇 명인지 등의 상황을 포함하고 있다. 이 단원에서는 얼마인지를 물을 때 사용하는 多少, 앞에서 배운 "있다"를 뜻하는 有의 반대말 没有 그리고 의문문을 만드는 有没有 등의 사용 방법을 익히도록 한다. 발음에 유의하며 연습하도록 하자.

01 生词

01 治疗 [zhìliáo] [동] 치료하다
02 费 [fèi] [명] 비용. 요금. 수수료
03 多少 [duōshao] [대] 얼마. 몇
04 韩元 [Hányuán] [명] 한국원화
05 美元 [Měiyuán] [명] 미국달러
04 钱 [qián] [명] 재물. 돈
06 人民币 [rénmínbì] [명] 런민비. 인민폐
07 百 [bǎi] [수] 100. 백
08 千 [qiān] [수] 1000. 천
09 万 [wàn] [수] 10000. 만
10 亿 [yì] [수] 억
11 免费 [miǎnfèi] [동] 돈을 받지 않다. 무료로 하다
12 父亲 [fùqīn] [명] 부친. 아버지
13 母亲 [mǔqīn] [명] 모친. 엄마. 어머니
14 糖尿病 [tángniàobìng] [명] 당뇨병
15 这些 [zhèxiē] [대] 이런 것들. 이러한
16 一共 [yígòng] [부] 모두. 전부
17 手机 [shǒujī] [명] 휴대폰
18 住院费 [zhùyuànfèi] [명] 입원료
19 药费 [yàofèi] [명] 약값.
20 手术费 [shǒushùfèi] [명] 수술비
21 欧元 [ōuyuán] [명] 유로화.
22 日元 [rìyuán] [명] 엔화. 일본 돈
23 身高 [shēngāo] [명] 키. 신장
24 体重 [tǐzhòng] [명] 체중. 몸무게
25 那些 [nàxiē] [대] 그런 것들. 그러한
26 口 [kǒu] [명] 사람(식구)을 세는 양사
27 家 [jiā] [명] 집. 가정. 집안. 인가
28 没 [méi] [동] 없다. 가지고(갖추고) 있지 않다. [소유 · 구비의 부정을 나타냄]
29 没有 [méiyǒu] [동] 없다. [존재의 부정을 나타냄]
30 书 [shū] [명] 책

02 课文

#1

A 治疗费[1]多少钱？
Zhìliáofèi duōshǎo qián?
치료비가 얼마입니까?

B 十万[2]韩元[3]。
Shíwàn Hányuán.
10만 원입니다.

#2

A 这些药一共多少钱？
Zhè xiē yào yígòng duōshǎo qián?
이 약들은 총 얼마입니까?

B 这些药都是免费的.
Zhè xiē yào dōu shì miǎnfèi de.
이 약들은 모두 무료입니다.

#3

A 你家有几口人？
Nǐ jiā yǒu jǐ kǒu rén?
당신의 가족은 몇 명입니까?

B 我家有四[4]口人、爸爸、妈妈、姐姐和我.
Wǒ jiā yǒu sì kǒu rén, bàba, māma, jiějie hé wǒ.
저의 가족은 4명입니다. 아빠, 엄마, 누나와 저입니다.

02 课文

#4 A 你的父亲有糖尿病吗？
Nǐ de fùqin yǒu tángniàobìng ma?
당신의 아버지는 당뇨병이 있습니까?

B 他没有。
Tā méiyǒu.
그는 없습니다.

#5 A 您有没有我的手机号码？
Nín yǒuméiyǒu wǒ de shǒujī hàomǎ?
당신은 저의 휴대폰번호가 있습니까?

B 没有。
Méiyǒu.
없습니다.

A 医院的电话号码是多少？
Yīyuàn de diànhuà hàomǎ shì duōshǎo?
병원 전화번호가 몇 번입니까?

B 02-1234-5678
Líng èr yāo èr sān sì wǔ liù qī bā
02-1234-5678

#6 A 你们一共几个人？
Nǐmen yīgòng jǐ gè rén?
당신들은 총 몇 명입니까?

B 我们一共两个人。
Wǒmen yīgòng liǎng gè rén.
저희는 모두 2명입니다.

03 문법

01 多少 : "얼마"의 뜻입니다. 多少는 의문사로, 吗와 같이 쓰이지 않습니다.

ex）这个多少钱？ 이것은 얼마입니까?
你身高多少？ 키가 얼마나 되십니까?
你体重多少？ 체중은 얼마나 되십니까?
您的护照号码多少？ 당신의 여권번호는 몇입니까?

02 些 : "~것들"의 뜻으로 복수를 나타냅니다.

ex）这些是什么？ 이것들은 무엇입니까?
那些书是我的. 그 책들은 제 것입니다.

03 没有 : "없다"의 뜻입니다.

ex）我没有护照。 나는 여권이 없습니다.
您没有手机吗？ 당신은 핸드폰이 없습니까?

04 有没有 : "있습니까, 없습니까?"의 뜻입니다. 有~吗? = 有没有~?

ex）您有没有高血压？ = 您有高血压吗？ = 고혈압이 있으십니까?

05 个 : "~개"의 뜻으로 쓰입니다. 수량을 나타내는 양사로 쓰입니다.

ex）一个 = 1개
十个 = 10개

06 两 : "2 혹은 둘"의 뜻으로 쓰입니다. 二는 수에 两은 수와 양을 나타낼 때 쓰입니다.

ex）두개 ： 二个（x），两个（o）
이 ： 二 （o），两 （x）
이십 ： 二十（o），两十（x）
이백 ： 二百（x），两百（o）
이천 ： 二千（x），两千（o）

04 패턴연습

제시된 단어를 응용해서 연습해보세요.

01 这是 zhèshì　那是 nàshì　住院费 zhùyuànfèi　药费 yàofèi　手术费 shǒushùfèi

A: ____________ 多少钱?

____________ duōshao qián?

02 一百 yībǎi　一千 yīqiān　一千万 yīqiānwàn　一亿 yīyì

B: ____________ 韩元。

____________ Hányuán.

03 人民币 Rénmínbì　美元 Měiyuán　欧元 Ōuyuán　日元 Rìyuán

A: 这手机多少钱?

Zhè shǒujī duōshao qián?

B: 一万____________。

Yí wàn ____________.

04 两 liǎng　三 sān　四 sì　五 wǔ　六 liù　七 qī　八 bā　九 jiǔ　十 shí

A: 你们一共几个人?

Nǐmen yígòng jǐ ge rén?

B: 我们一共____________个人。

Wǒmen yígòng ____________ge rén.

05 대화연습 제시된 글에 맞게 중국어로 써보세요.

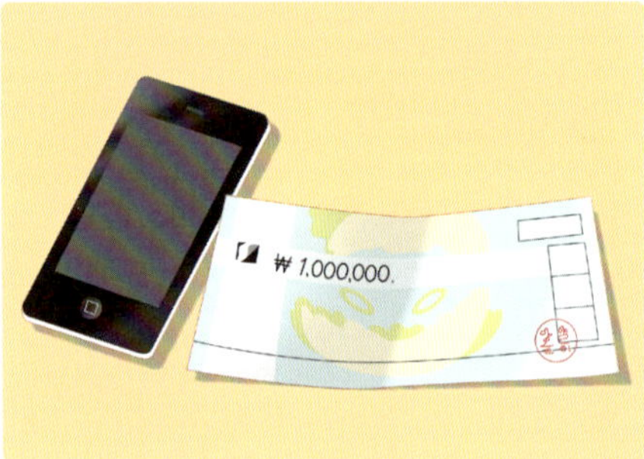

A: ______________________

(이 핸드폰 얼마입니까?)

B: ______________________

(한국 돈 100만 원입니다.)

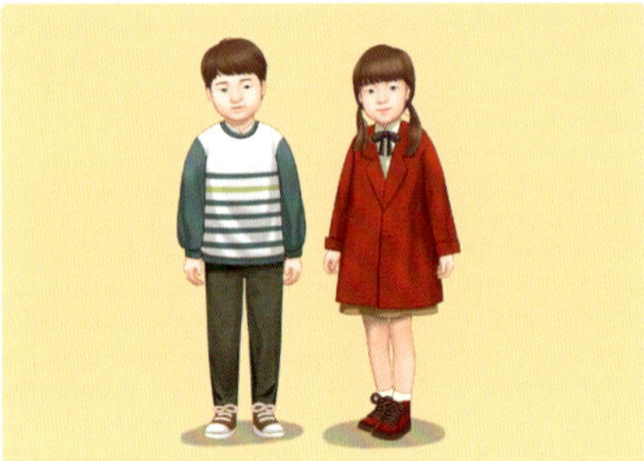

A: ______________________

(당신은 자녀가 몇 명입니까?)

B: ______________________

(저는 두 명의 아이가 있습니다.)

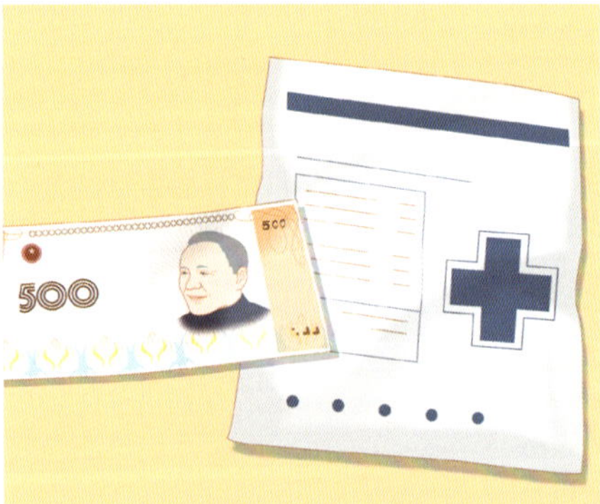

A: ______________________

(이 약 값은 얼마입니까?)

B: ______________________

(인민폐로 500원입니다.)

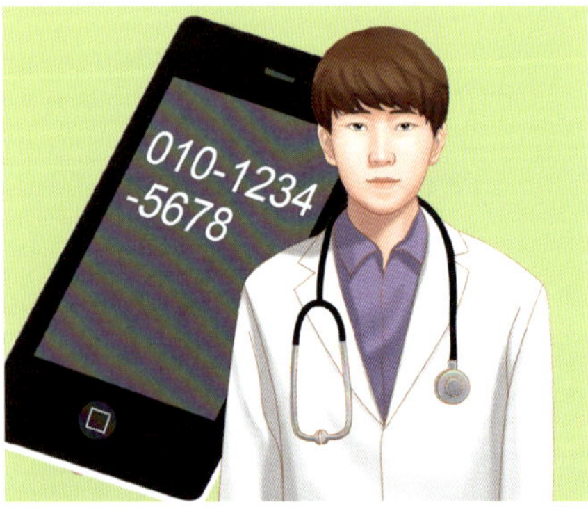

A: ______________________

(당신은 김(의사) 선생님 전화번호가 있습니까?)

B: ______________________

(네, 번호는 010-1234-5678 입니다.)

06 듣기연습

다음 녹음을 듣고 중국어로 써보세요.

01

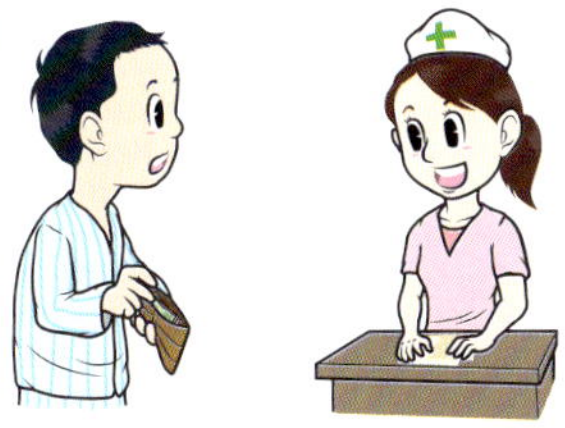

A: ________________

B: ________________

02

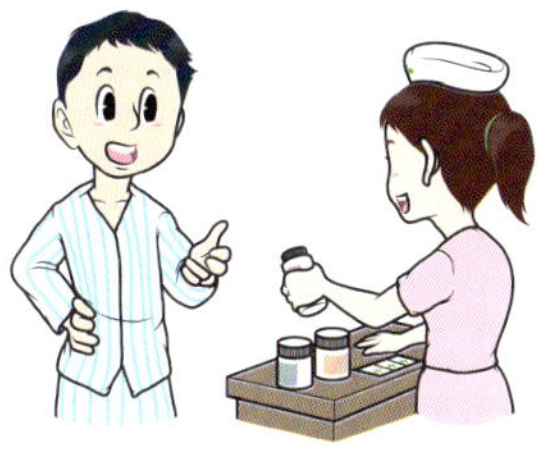

A: ________________

B: ________________

03

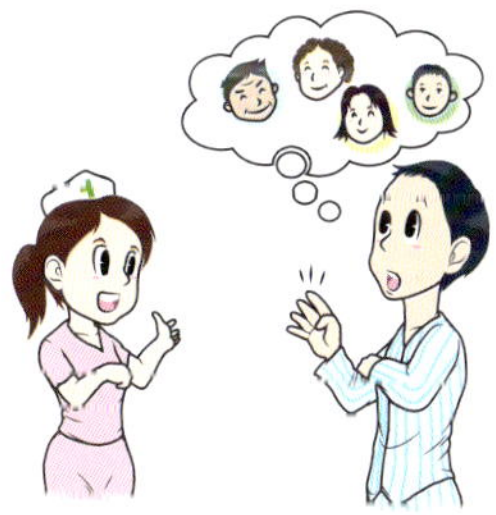

A: ________________

B. ________________

04

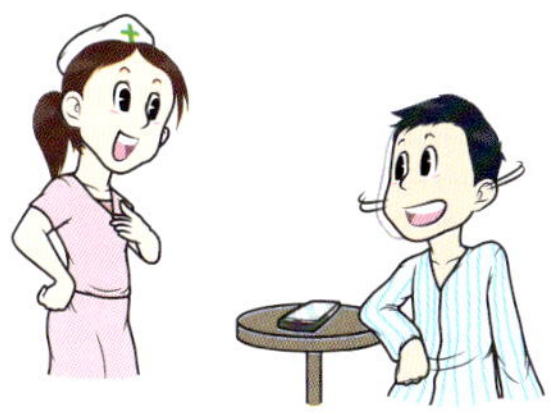

A: ________________

B: ________________

06 듣기연습

다음 녹음을 듣고 중국어로 써보세요.

05

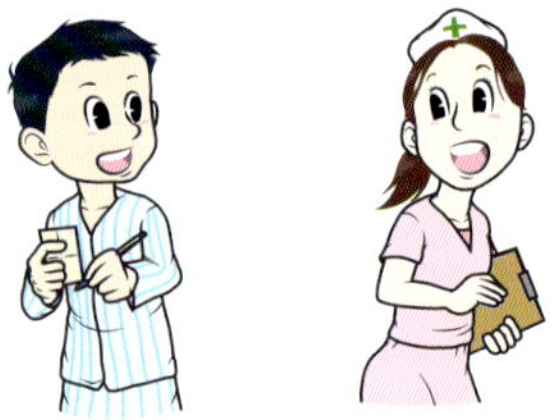

A: ____________________

B: ____________________

A: ____________________

B: ____________________

06

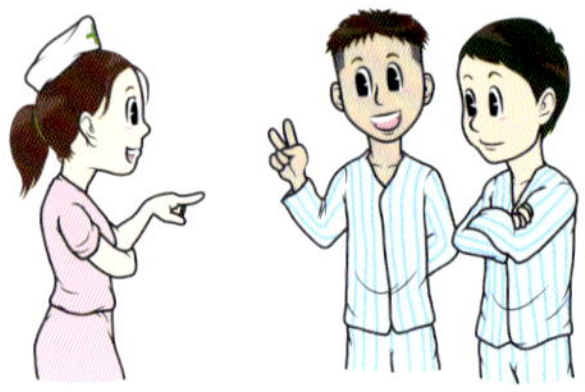

A: ____________________

B: ____________________

第8单元 08

什么时候做手术?

언제 수술을 합니까?

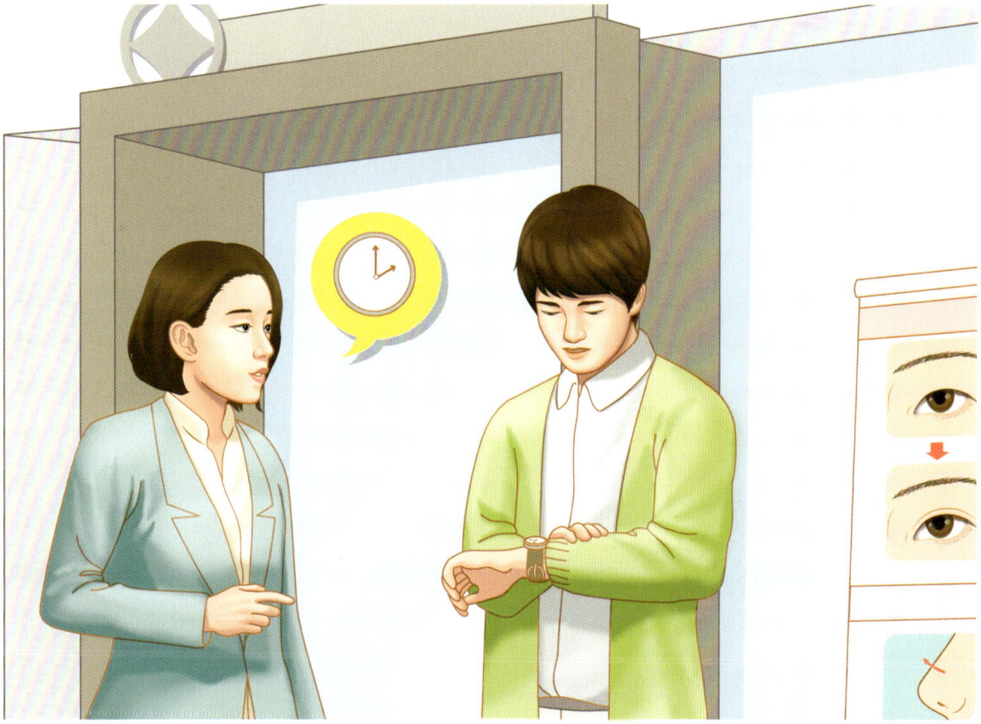

문법 ① 号 ② 星期天 ③ 什么时候

제8단원은 시간, 요일, 날짜에 관해서 질문하고 답하는 상황을 배우게 된다. 의료인과 환자, 일반인과의 대화에서 시간 약속 등을 정할 때 꼭 알고 있어야 하며 유용하게 사용되는 대화 내용이다. 제7단원에서 배운 숫자를 기초로 응용해서 공부하도록 한다. 이 단원에서는 일요일을 뜻하는 星期天 등의 사용방법을 익히도록 한다. 발음에 유의하며 연습하도록 하자.

01 生词

01 几点 [jǐdiǎn] [명] 몇 시
02 开门 [kāimén] [명] 문을 열다
03 点 [diǎn] [양] (～儿) 약간. 조금 시(時)
04 一刻 [yíkè] [명] 15분
05 关门 [guānmén] [동] 문을 닫다
06 月 [yuè] [명] 달. 월
07 号 [hào] [명] (～儿) 번호
08 半 [bàn] [동] 절반. 2분의 1
09 今天 [jīntiān] [명] 오늘
10 明天 [míngtiān] [명] 내일
11 后天 [hòutiān] [명] 모레
12 昨天 [zuótiān] [명] 어제
13 什么时候 [shénmeshíhou] [대] 언제
14 星期 [xīngqī] [명] 요일
15 礼拜 [lǐbài] [명] 요일
16 星期一 [xīngqīyī] [명] 월요일
17 星期二 [xīngqī'èr] [명] 화요일
18 星期三 [xīngqīsān] [명] 수요일
19 星期四 [xīngqīsì] [명] 목요일
20 星期五 [xīngqīwǔ] [명] 금요일
21 星期六 [xīngqīliù] [명] 토요일
22 星期天 [xīngqītiān] [명] 일요일
23 差 [chà] [동] 부족하다. 모자라다
24 现在 [xiànzài] [명] 지금. 현재. 이제
25 分钟 [fēnzhōng] [명] 분
26 上课 [shàngkè] [동] 수업을 듣다. 강의를 듣다
27 下周 [xiàzhōu] [명] 다음 주
28 咱们 [zánmen] [대] 우리(들)
29 前天 [qiántiān] [명사] 그저께
30 上 [shàng] [명] 위. …에. …에서. …상. [명사 뒤에 쓰여, 어떤 것의 범위 안에 있음을 나타냄]
31 下 [xià] [명] 밑. 아래. [동] 동사 뒤에 쓰여, 위에서 아래로 움직이는 것을 나타냄
32 民俗村 [Mínsúcūn] [고] 민속촌

02 课文

#1 A 早上[1]好。
Zǎoshang hǎo.
좋은 아침입니다.

B 早上好。
Zǎoshang hǎo.
좋은 아침입니다.

#2 A 医院几点开门？
Yīyuàn jǐ diǎn kāimén?
병원은 몇 시에 문을 엽니까?

B 上午九点半。
Shàngwǔ jiǔ diǎn bàn.
오전 9시 반입니다.

#3 A 现在几点？
Xiànzài jǐ diǎn?
지금은 몇 시입니까?

B 五点差五分钟。
Wǔ diǎn chà wǔ fēnzhōng.
5시 5분 전 입니다.

#4 A 我们几点上课？
Wǒmen jǐ diǎn shàngkè?
우리는 몇 시에 수업을 합니까?

B 早上八点一刻。
Zǎoshang bā diǎn yí kè.
오전 8시 15분입니다.

02 课文

#5 A 今天[2]几月几号？
Jīntiān jǐ yuè jǐ hào?
오늘은 몇 월 며칠 입니까?

B 今天十二月二十五号。
Jīntiān shíèr yuè èrshíwǔ hào.
오늘은 12월 25일입니다.

#6 A 今天星期几？
Jīntiān xīngqī jǐ?
오늘은 무슨 요일입니까?

B 今天星期天[3]。
Jīntiān xīngqītiān.
오늘은 일요일입니다.

#7 A 什么时候做手术？
Shénme shíhòu zuò shǒushù?
언제 수술을 합니까?

B 下周星期三。
Xiàzhōu xīngqīsān .
다음 주 수요일입니다.

#8 A 咱们明天做什么？
Zánmen míngtiān zuò shénme?
저희는 내일 무엇을 합니까?

B 咱们明天去东大门[4]。
Zánmen míngtiān qù Dōngdàmén.
저희는 내일 동대문에 갑니다.

03 문법

01 号 : "일"의 뜻입니다. 구어체에서는 "号"가 쓰이고, 문어체에서는 "日"가 쓰입니다.

ex）今天几号？

02 星期天 : "일요일"을 나타냄.

1) 요일별

星期一（礼拜一）	周一	월요일
星期二（礼拜二）	周二	화요일
星期三（礼拜三）	周三	수요일
星期四（礼拜四）	周四	목요일
星期五（礼拜五）	周五	금요일
星期六（礼拜六）	周六	토요일
星期天（礼拜天） 星期日	周日	일요일

2) 날짜별

前天	昨天	今天	明天	后天
그저께	어제	오늘	내일	모레

3) 주간별

上上个星期	上个星期	这个星期	下个星期	下下个星期
저저번주	저번주	이번주	다음주	다다음주

03 什么时候 : "언제?"라는 뜻입니다.

ex）什么时候去医院？ 언제 병원에 갑니까?

什么时候关门？ 언제 문닫습니까?

04 패턴연습

제시된 단어를 응용해서 연습해보세요.

01 早上 中午 晚上 上午 下午
zǎoshang zhōngwǔ wǎnshang shàngwǔ xiàwǔ

A: ____________________好。

____________________hǎo.

B: ____________________好。

____________________hǎo.

02 今天 昨天 后天 明天 前天
jīntiān zuótiān hòutiān míngtiān qiántiān

A: ____________________几月几号?

____________________jǐ yuè jǐ hào?

B: ____________________十二月二十五号.

____________________shí èr yuè èr shí wǔ hào.

03 星期一 星期二 星期三 星期四 星期五 星期六 星期天
xīngqīyī xīngqīèr xīngqīsān xīngqīsì xīngqīwǔ xīngqīliù xīngqītiān

A: 今天星期几?

Jīntiān xīngqī jǐ?

B: 今天____________________.

Jīntiān____________________.

04 明洞 釜山 首尔 景福宫 民俗村
Míngdòng Fǔshān Shǒu'ěr Jǐngfúgōng Mínsúcūn

A: 咱们明天做什么?

Zánmen míngtiān zuò shénme?

B: 咱们明天去____________________.

Zánmen míngtiān qù____________________.

05 대화연습

제시된 글에 맞게 중국어로 써보세요.

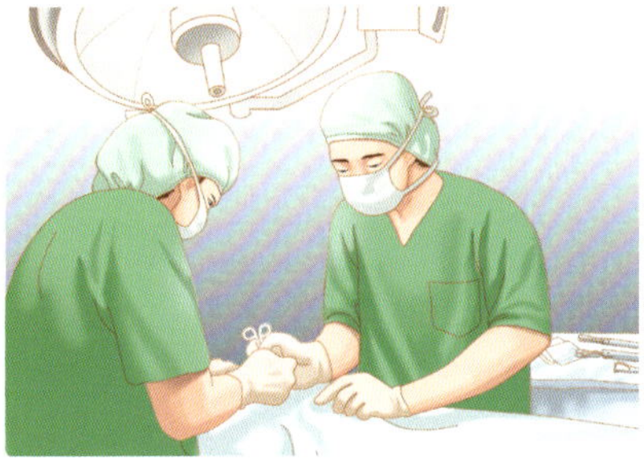

A: ______________________________

(오늘 수술합니까?)

B: ______________________________

(내일 오전에 수술합니다.)

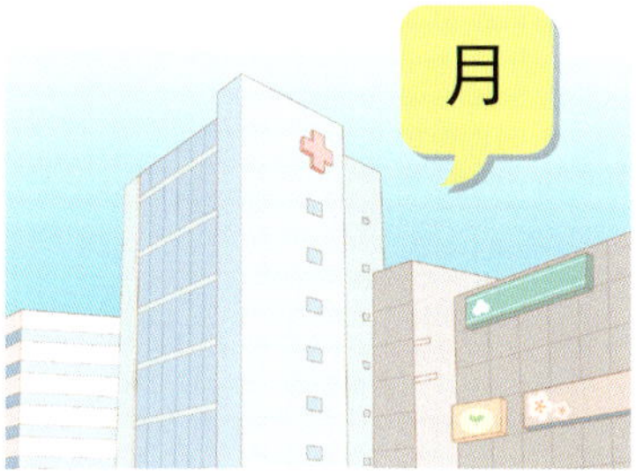

A: ______________________________

(병원은 몇 월 며칠에 문을 엽니까?)

B: ______________________________

(다음주 월요일에 문을 엽니다.)

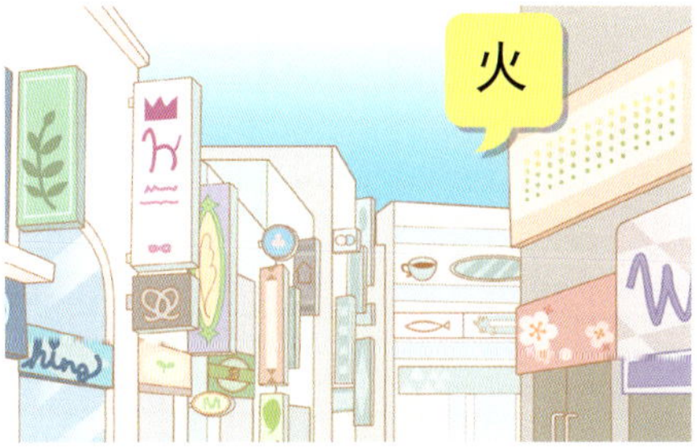

A: ______________________________

(우리는 언제 명동에 갑니까?)

B: ______________________________

(이번주 화요일날 갑니다.)

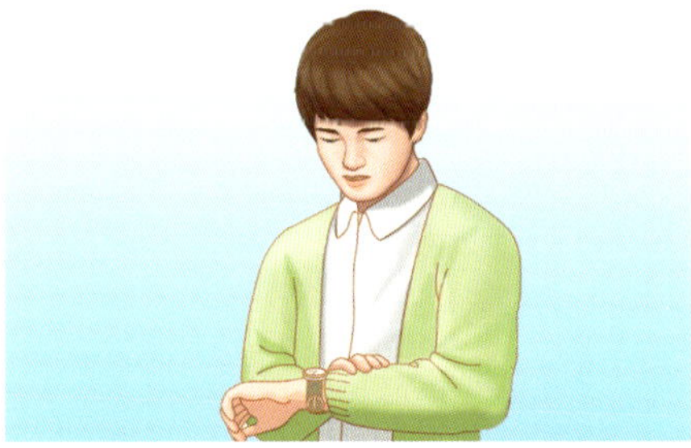

A: ______________________________

(우리 언제 수업이 끝납니까?)

B: ______________________________

(4시 15분전 입니다.)

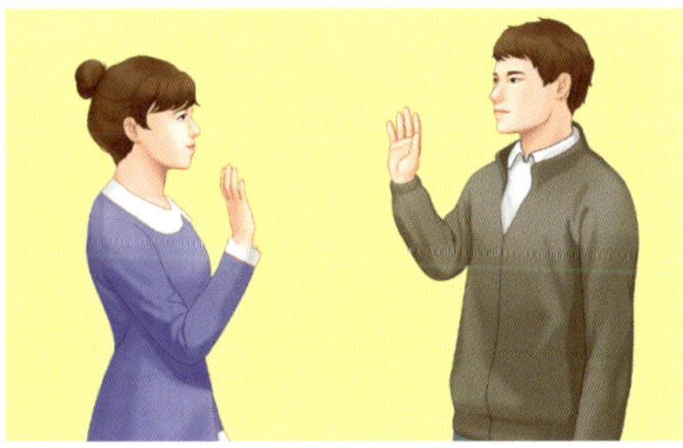

A: ______________________________

(좋은 오후 입니다.)

B: ______________________________

(좋은 저녁입니다.)

06 듣기연습

다음 녹음을 듣고 중국어로 써보세요.

01

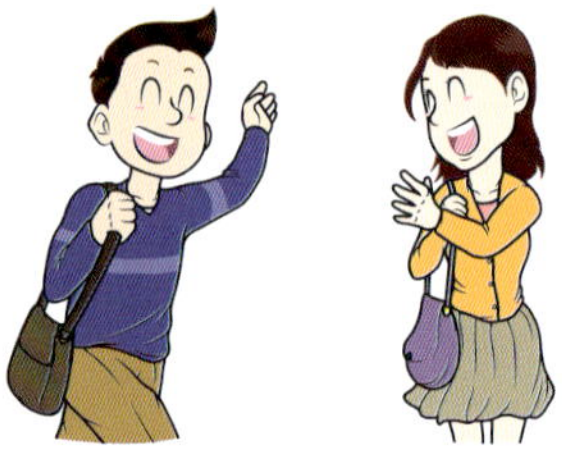

A: ______________________________

B: ______________________________

02

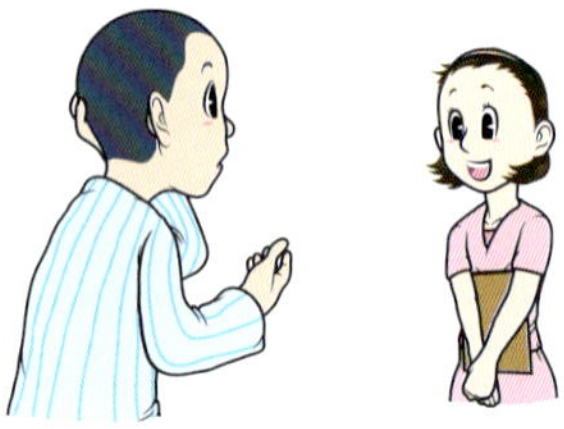

A: ______________________________

B: ______________________________

03

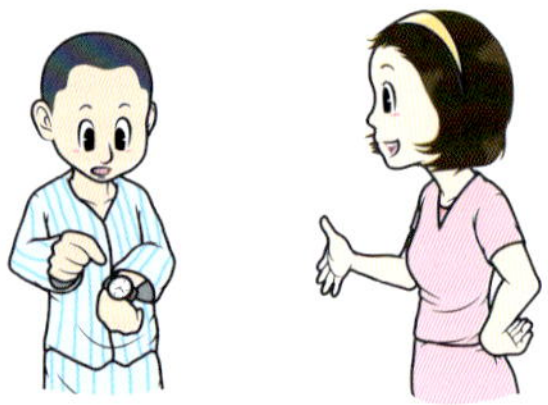

A: ______________________________

B: ______________________________

04

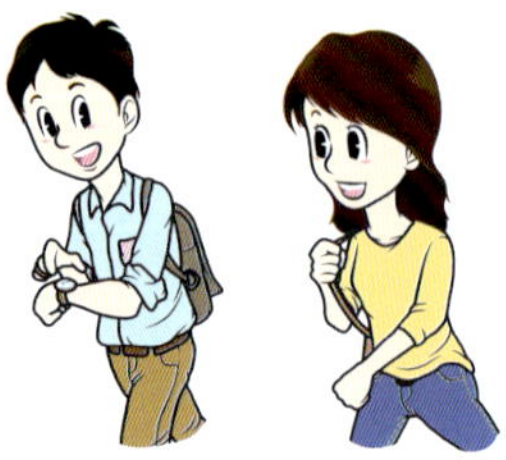

A: ______________________________

B: ______________________________

06 듣기연습

다음 녹음을 듣고 중국어로 써보세요.

05

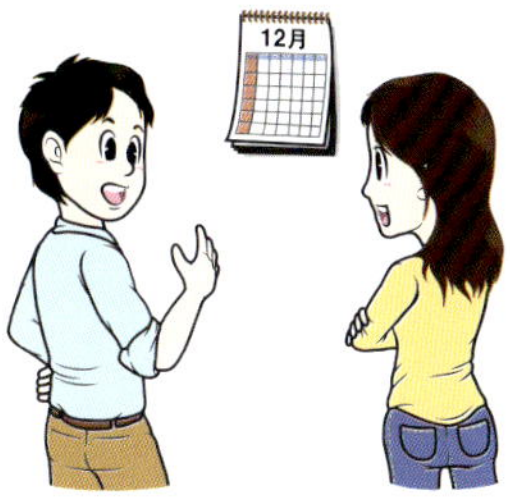

A: ______________________________

B: ______________________________

06

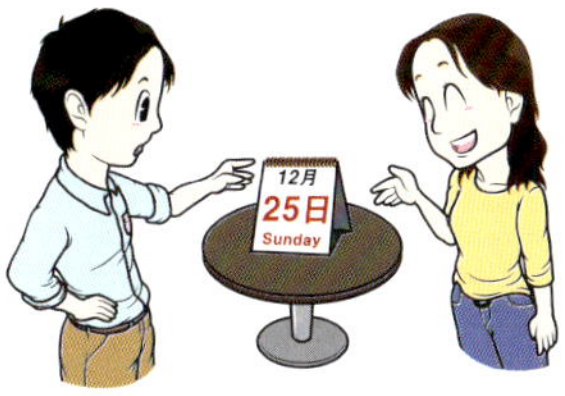

A: ______________________________

B: ______________________________

07

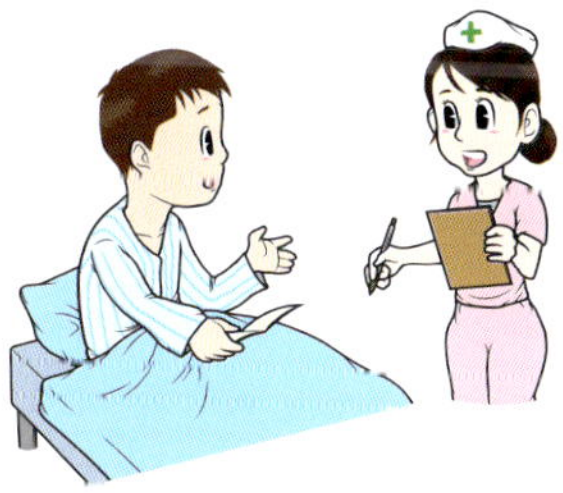

A: ______________________________

B: ______________________________

08

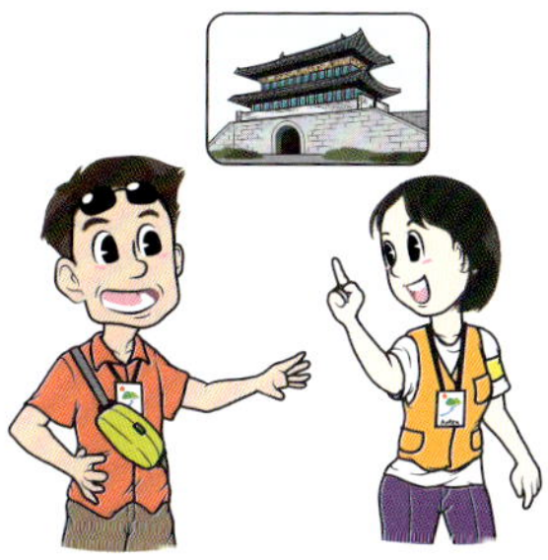

A: ______________________________

B: ______________________________

第9单元 09

今天天气怎么样?

오늘 날씨는 어떻습니까?

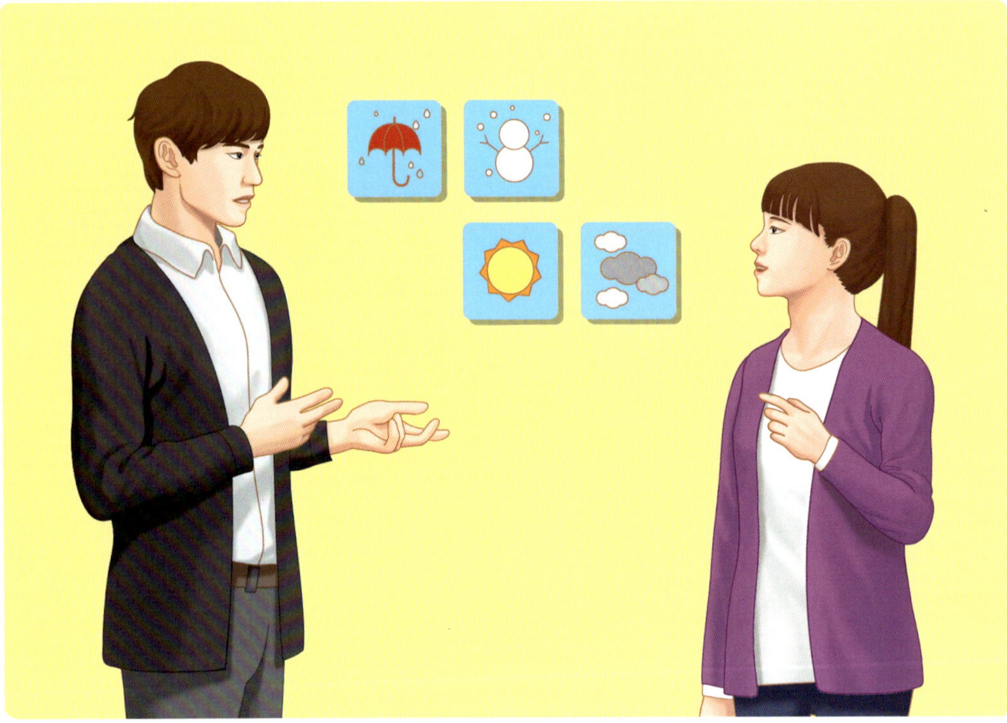

문법 ① 怎么样 ② 挺…的 ③ 比 ④ 觉得 ⑤ 跟

제9단원은 날씨에 관해서 질문하고 답하는 상황을 배우게 된다. 의료인이 친근하게 대화를 이끌어가는데 가장 쉽게 할 수 있는 질문이 날씨와 관련된 이야기이다. 날씨를 묻는 상황에서 배우게 되는 "어떻습니까"를 의미하는 怎么样은 다른 상황에서도 많이 사용하게 된다. 또한, 이 단원에서는 비교급을 나타낼 때 사용하는 比 등의 사용방법을 익히도록 한다. 짧은 문장이지만 발음에 유의하며 연습하도록 하자.

01 生词

01 怎么样 [zěnmeyàng] [대] 어떻다. 어떠하다
02 挺 [tǐng] [부] 꽤. 제법. 매우
03 冷 [lěng] [형] 춥다. 차다
04 热 [rè] [형] 덥다. 뜨겁다
05 暖和 [nuǎnhuo] [형] 따뜻하다
06 凉快 [liángkuai] [형] 시원하다. 서늘하다
07 比 [bǐ] [동] 비교하다
08 春天 [chūntiān] [명] 봄
09 夏天 [xiàtiān] [명] 여름
10 秋天 [qiūtiān] [명] 가을
11 冬天 [dōngtiān] [명] 겨울
12 天气 [tiānqì] [명] 날씨. 일기
13 预报 [yùbào] [명] 예보. [동] 예보하다
14 新闻 [xīnwén] [명] 뉴스
15 晴天 [qíngtiān] [명] 맑은 날씨
16 下大雨 [xiàdàyǔ] [동] 큰 비가 내리다
17 下雪 [xiàxuě] [동] 눈이 내리다
18 跟 [gēn] [개]…와(과)
19 差不多 [chàbuduō] [형] 비슷하다
20 衣服 [yīfu] [명] 옷. 의복
21 个子 [gèzi] [명] (사람의) 키
22 多云 [duōyún] [명] 구름이 많음. 흐린 날씨
23 去年 [qùnián] [명] 작년.
24 喜欢 [xǐhuan] [동] 좋아하다
25 可爱 [kě'ài] [형] 사랑스럽다. 귀엽다
26 季节 [jìjié] [명] 계절. 철. 절기
27 一起 [yìqǐ] [부] 같이. 더불어. 함께
28 聊天儿 [liáotiānr] [동] 한담하다. 잡담하다
29 真 [zhēn] [부] 확실히. 진정으로. 참으로. 진실로. 실제로
30 件 [jiàn] [양] 건. 개. [일부 하나하나로 셀 수 있는 물건을 세는 단위]
31 高 [gāo] [형] (높이가) 높다
32 想 [xiǎng] [동] 생각하다. 바라다. 희망하다. 계획하다. …하고 싶다. …하려고 하다. …할 작정이다

02 课文

#1

A 今天天气怎么样？
Jīntiān tiānqì zěnmeyàng?
오늘 날씨가 어떻습니까?

B 挺好的。
Tǐng hǎo de.
매우 좋습니다.

A 北京比首尔冷[1]吗？
Běijīng bǐ shǒuěr lěng ma?
북경은 서울보다 춥습니까?

B 北京比首尔冷。
Běijīng bǐ shǒuěr lěng.
북경이 서울보다 춥습니다.

A 是吗？
Shì ma?
그렇습니까?

B 是的。
Shì de.
그렇습니다.

A 明天下雨吗？
Míngtiān xiàyǔ ma?
내일 비가 옵니까?

B 天气预报[2]说不下雨。
Tiānqì yù bào shuō bú xiàyǔ.
일기예보에서 비가 오지 않는다고 말했습니다.

02 课文

A 八月七号的天气怎么样？
Bā yuè qī hào de tiānqì zěnme yàng?
8월 7일의 날씨는 어떻습니까?

B 多云[3]。
Duō yún.
구름이 많습니다.

#2 A 我觉得今年的夏天真热。
Wǒ juéde jīnnián de xiàtiān zhēn rè .
제 느낌에는 올해 여름은 정말 덥습니다.

B 我觉得比去年凉快。
Wǒ juéde bǐ qùnián liángkuài.
제 느낌에는 작년보다 시원합니다.

A 北京的夏天[4]怎么样？
Běijīng de xià tiān zěnme yàng?
북경의 여름은 어떻습니까?

B 我觉得首尔跟北京差不多。
Wǒ juéde Shǒuěr gēn Běijīng chàbuduō.
제 느낌에는 서울과 북경이 비슷합니다.

A 你喜欢什么季节？
Nǐ xǐhuān shénme jìjié?
당신은 어느 계절을 좋아합니까?

B 我喜欢冬天，你呢？
Wǒ xǐhuān dōngtiān, nǐ ne?
저는 겨울을 좋아합니다. 당신은요?

A 我也喜欢冬天。
Wǒ yě xǐhuān dōngtiān.
저도 겨울을 좋아합니다.

03 문법

01 怎么样 : "어떻습니까?"의 뜻으로 쓰입니다.

ex）这件衣服怎么样？ 이 옷은 어떻습니까?

今天天气怎么样？ 오늘 날씨는 어떻습니까?

02 挺…的 : "매우"의 뜻으로 구어체에 쓰입니다.

ex）挺冷的。 매우 춥습니다.

挺好的。 매우 좋습니다.

03 比 : "~보다"의 뜻으로 쓰입니다. A比B = A가 B보다 더~

ex）我个子比你高。 나의 키는 당신보다 큽니다.

中国比韩国大。 중국은 한국보다 큽니다.

04 觉得 : "~라고 생각하다. ~느끼다." 이라는 뜻으로 쓰입니다. 실생활에서 많이 쓰이는 표현으로, 자신의 생각을 나타낼 때 좋습니다.

ex）我觉得韩国的天气非常好。 저는 한국의 날씨가 매우 좋다고 생각합니다.

我觉得您的女儿很可爱。 저는 당신의 딸이 매우 귀엽다고 생각합니다.

05 跟 : "~와"라는 뜻으로 쓰이며, A跟B로 쓰이는 경우"A와 B" 로 해석이 됩니다.

ex）我跟您一起去医院。 나는 당신과 함께 병원에 갑니다.

我想跟他一起聊天儿。 나는 그와 함께 이야기하고 싶습니다.

04 패턴연습 제시된 단어를 응용해서 연습해보세요.

01 冷 热 暖和 凉快
lěng rè nuǎnhuo liángkuai

A: 北京比首尔______________________吗？

Běijīng bǐ Shǒu'ěr ______________________ ma?

B: 北京比首尔______________________。

Běijīng bǐ Shǒu'ěr ______________________.

02 天气预报 新闻 老师 他
tiānqìyùbào xīnwén lǎoshī tā

A: 明天下雨吗？

Míngtiān xiàyǔ ma?

B: ______________________说不下雨。

______________________shuō bú xiàyǔ.

03 多云 晴天 下大雨 下雪
duōyún qíngtiān xiàdàyǔ xiàxuě

A: 八月七号的天气怎么样？

Bā yuè qī hào de tiānqì zěnmeyàng?

B: ______________________。

______________________.

04 春天 夏天 秋天 冬天
chūntiān xiàtiān qiūtiān dōngtiān

A: 北京的______________________怎么样？

Běijīng de ______________________zěnmeyàng?

B: 我觉得首尔跟北京差不多

Wǒ juéde Shǒu'ěr gēn Běijīng chàbuduō.

05 대화연습

제시된 글에 맞게 중국어로 써보세요.

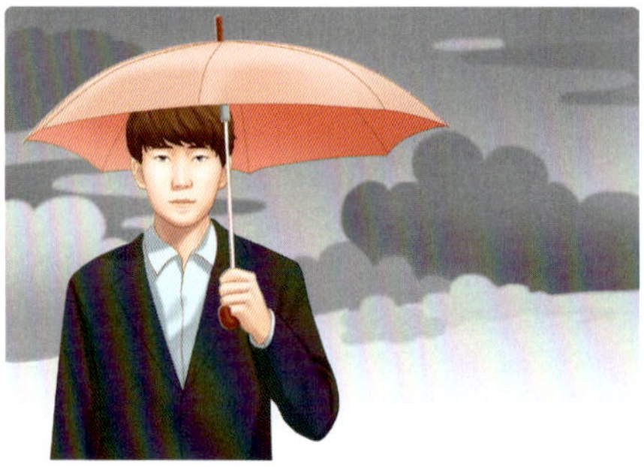

A: ____________________

(오늘 날씨 어때요?)

B: ____________________

(오늘 일기예보에서 말하길 비가 온데요.)

A: ____________________

(내일도 비가 와요?)

B: ____________________

(아니요, 내일은 구름이 많아요.)

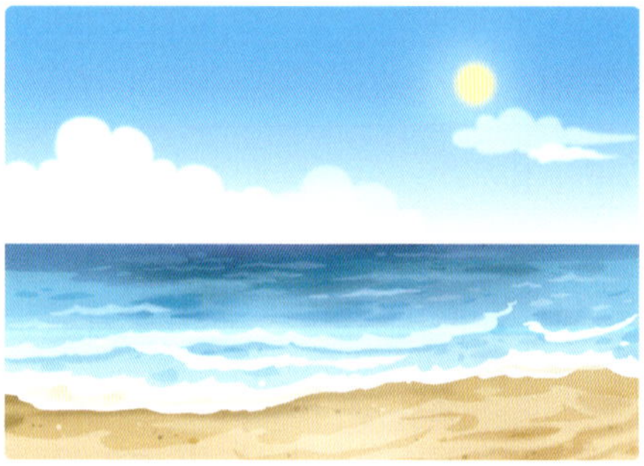

B: ____________________

(난 오늘 날씨가 정말 더운 거 같아.)

A: ____________________

(나도 그래 너무 더워.)

B: ____________________

(북경의 여름은 어때?)

A: ____________________

(북경의 날씨가) 부산하고 비슷해.

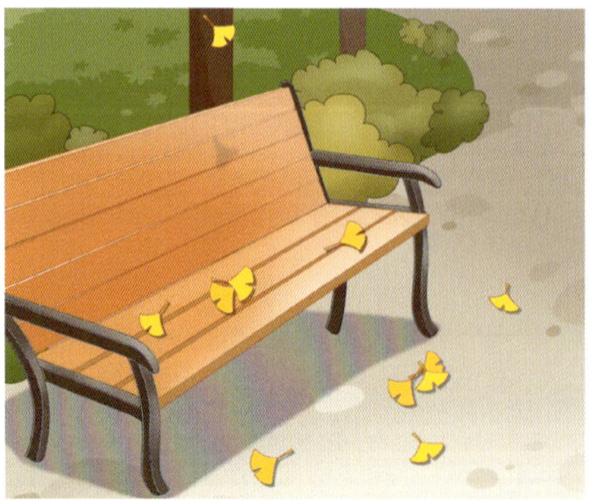

A: ____________________

(너는 어떤 계절을 좋아하니?)

B: ____________________

(나는 가을을 좋아해.)

06 듣기연습

다음 녹음을 듣고 중국어로 써보세요.

01

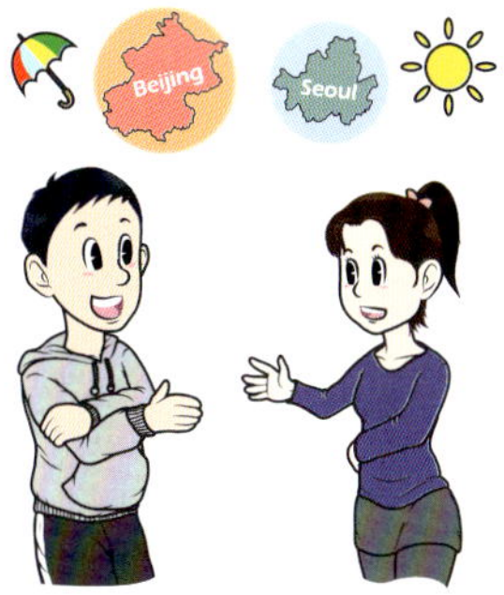

A: ____________________

B: ____________________

A: ____________________

B: ____________________

A: ____________________

B: ____________________

A: ____________________

B: ____________________

A: ____________________

B: ____________________

02

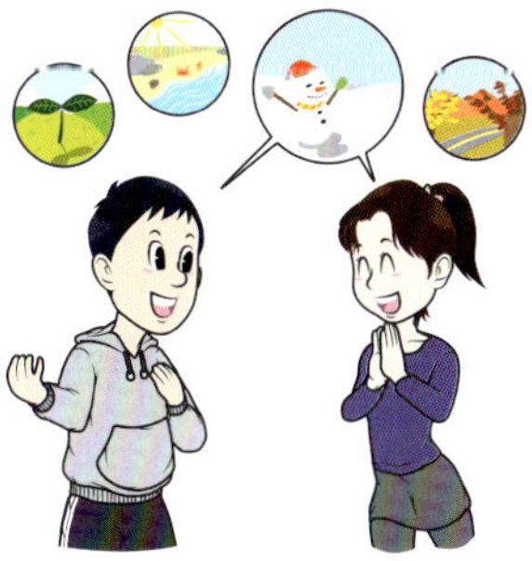

A: ____________________

B: ____________________

A: ____________________

B: ____________________

A: ____________________

B: ____________________

A: ____________________

第10单元 **10**

坐地铁又方便又快.

지하철을 타는 것은 편리하면서도 빠릅니다.

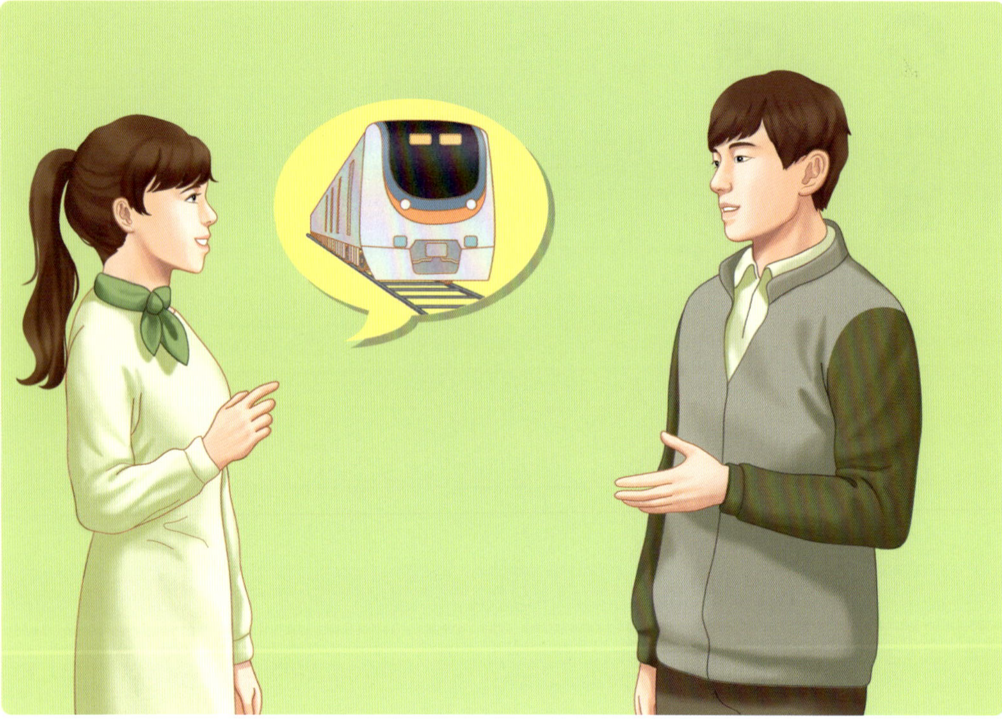

문법 ① 能 ② 又A又B ③ 那么 ④ 远不远 ⑤ 离 ⑥ 大概…左右 ⑦ 不…, 还是… ⑧ 更

제10단원은 교통수단을 이용하는 상황과 관련된 내용을 배우게 된다. 환자나 일반인이 어떤방법으로 목적지에 가야하는지에 대해 물을 때 친절히 알려주는 것이 중요하다. 이 단원에서는 "~하면서도 ~하다"를 뜻하는 又A又B와, "가능하다"의 能, "대략 ~정도"의 大概…左右 등의 사용방법을 익히도록 한다. 발음에 유의하며 연습하도록 하자.

01 生词

01 问 [wèn] [동] 묻다. 질문하다
02 百货商店 [bǎihuòshāngdiàn] [명] 백화점
03 公共汽车 [gōnggòngqìchē] [명] 버스
04 路线 [lùxiàn] [명] 노선
05 坐 [zuò] [동] 앉다. 타다
06 能 [néng] [동] …할 수 있다. …할 줄 안다
07 可以 [kěyǐ] [동] …할 수 있다. 가능하다
08 前面 [qiánmian] [명] 앞
09 地铁 [dìtiě] [명] 지하철
10 方便 [fāngbiàn] [형] 편리하다
11 快 [kuài] [형] 빠르다
12 站 [zhàn] [명] 정류장 [동사] 서다
13 远 [yuǎn] [형] 멀다
15 大概 [dàgài] [부] 아마(도). 대개
16 离 [lí] [개] …에서. …로부터. …까지
17 左右 [zuǒyòu] [명] 가량. 안팎. 만큼
18 出发 [chūfā] [동] 출발하다. 떠나다
19 见面 [jiànmiàn] [동] 만나다
20 门口 [ménkǒu] [명] 입구
21 出租车 [chūzūchē] [명] 택시
22 为什么 [wèishénme] [부] 왜. 무엇 때문에
23 更 [gèng] [부] 더욱. 더. 훨씬
24 米 [mǐ] [명] 미터(meter)
25 厘米 [límǐ] [양] 센티미터(cm)
26 公里 [gōnglǐ] [양] 킬로미터(km)
27 知道 [zhīdào] [동] 알다. 이해하다
28 聪明 [cōngming] [형] 똑똑하다. 총명하다
29 好看 [hǎokàn] [형] 아름답다. 근사하다. 보기좋다
30 辣 [là] [형] 맵다
31 公斤 [gōngjīn] [양] 킬로그램(kg)
32 十字路口 [shízìlùkǒu] [명] 사거리. 네거리
33 路 [lù] [명] 길. 도로
34 又 [yòu] [부] 또. 다시. 거듭. [어떤 동작이나 상황이 중복되거나 계속됨을 나타냄]
35 便宜 [piányi] [형] (값이) 싸다
36 那么 [nàme] [접] 그러면. 그렇다면
37 等 [děng] [동] 기다리다
38 还是 [háishi] [부] 여전히. 아직도. 변함없이. 원래대로. 그래도. 끝내. 역시
39 行 [xíng] [동] 좋다. …해도 좋다
40 别 [bié] [동] 구별하다. 구분하다
41 别的 [biéde] [대] 다른 것. 다른 사람
42 小 [xiǎo] [형] 작다. 적다. 약하다. 어리다. 좁다
43 机场 [jīchǎng] [명] 공항. 비행장
44 汉语 [Hànyǔ] [명] 중국어. 한어
45 英语 [yīngyǔ] [명] 영어
46 容易 [róngyì] [형] 쉽다. 용이하다
47 学 [xué] [동] 배우다. 학습하다. 익히다
48 笑 [xiào] 웃다

02 课文

#1

A 请问、几路车到百货商店[1]?
Qǐng wèn, jǐ lù chē dào bǎihuòshāngdiàn?
실례합니다. 백화점까지 가는 버스가 몇 번입니까?

B 753路和19路都可以到那儿.
Qīwǔsān lù hé shíjiǔ lù dōu kěyǐ dào nàr.
753번 노선과 19번 노선 모두 그곳까지 갈 수 있습니다.

A 坐地铁也能到那儿吗?
Zuò dìtiě yě néng dàonàr ma?
전철을 타도 그곳까지 갈 수 있습니까?

B 能、地铁又方便又便宜[2]。
Néng, dìtiě yòu fāngbiàn yòu piányi.
전철을 타는 것은 편리하면서도 빠릅니다.

A 那么地铁站在哪儿? 远不远?
Nàme dìtiězhàn zài nǎr? yuǎn bú yuǎn?
그럼 전철역은 어디입니까? 멉니까?

B 不远、就在前面的十字路口、离这儿大概200米[3]左右。
búyuǎn, jiù zài qiánmiàn de shízìlùkǒu, lí zhèr dàgài liǎng bǎi mǐ zuǒyòu.
여기서부터 대략 200미터 정도 됩니다.

A 谢谢您。
Xièxie nín .
감사합니다.

B 不客气。
Bú kèqi.
별말씀을요.

02 课文

#2

A 咱们明天几点出发？
Zánmen míngtiān jǐ diǎn chūfā?
저희는 내일 몇시에 출발합니까?

B 十一点出发。
Shíyī diǎn chūfā.
11시에 출발합니다.

A 在哪儿见面？
Zài nǎr jiànmiàn?
어디서 만납니까?

B 我在宾馆门口等您。
Wǒ zài bīnguǎn ménkǒu děng nín.
저는 호텔입구에서 당신을 기다립니다.

A 明天坐公共汽车去还是坐出租车去？
Míngtiān zuò gōnggòngqìchē qù háishì zuò chūzūchē qù?
내일 버스를 타고 갑니까 아니면 택시를 타고 갑니까?

B 咱们坐出租车去。
Zánmen zuò chūzūchē qù.
저희는 택시를 타고 갑니다.

A 为什么？
Wèishénme?
왜 입니까?

B 坐公共汽车不方便、还是坐出租车去更方便。
Zuò gōnggòngqìchē bù fāngbiàn, háishì zuò chūzūchē qù gèng fāng biàn.
버스를 타는 것은 편리하지 않습니다. 아무래도 택시를 타는 것이 더 편리합니다.

A 行, 知道了、明天见。
Xíng,zhīdào le, míngtiān jiàn .
좋습니다. 알겠습니다. 내일 만납시다.

03 문법

01 能 : "가능하다"라는 뜻으로 쓰입니다.

ex) 我能坐这儿吗？ 제가 이곳에 앉아도 됩니까?
您能不能吃辣的？ 당신은 매운 음식을 먹는 것이 가능합니까?

02 又A又B : "무엇무엇은 A하면서도 B하다(이다)"라는 뜻으로 쓰입니다.

ex) 金大夫又聪明又好看。 김 선생님은 똑똑하면서도 잘 생겼습니다.
孩子们又说又笑。 아이들은 말하기도 하고 웃기도 합니다.

03 那么 : "그렇다면"이라는 뜻의 접속사입니다.

ex) 那么有别的吗？ 그렇다면 다른 것이 있습니까?
那么我能做手术吗？ 그렇다면 제가 수술을 할 수 있습니까?
주의
那么는 "그렇게"라는 뜻도 있습니다.
这么大！ 이렇게 크다니!
那么小！ 저렇게 작다니!

04 远不远 : "멉니까?" 라는 뜻으로 쓰입니다

ex) 首尔医院远不远？ 서울 병원은 멉니까?
明洞近不近？ 명동은 가깝습니까?

05 离 : "~로부터"(거리를 나타낼 때)라는 뜻으로 쓰입니다.

ex) 离这里远吗？ 이곳에서 부터 멉니까?
机场离这儿很近。 공항은 여기에서 부터 매우 가깝습니다.

06 大概~左右 : "대략 ~ 정도"라는 뜻으로 쓰이며, 어림수를 나타냅니다

ex) 我的身高大概170厘米左右。 저의 키는 대략 170cm 정도 됩니다.
我的体重大概60公斤左右。 저의 체중은 대략 60kg 정도 됩니다.

03 문법

07 不～，还是～ : 대화 시 자주 쓰이는 구문으로써, 앞 문장을 부정을 하고, 뒤에 오는 문장을 추천할 때 쓰입니다.

ex） 我不喜欢吃日本菜，还是吃韩国菜吧！
저는 일본 음식을 먹는 것을 안 좋아합니다.
아무래도 한국 음식을 먹는 것이 더 좋겠습니다.
我不想学英语，还是学汉语比较好。
저는 영어 공부를 하고 싶지 않고 한어를 공부하는 것이 더 좋습니다.

08 更 : "더～"라는 뜻으로 쓰입니다. 보통 비교급이 들어가는 문장에 쓰입니다.

ex）北京比首尔更热。
베이징은 서울보다 더 덥습니다.
学汉语比学英语更容易。
한어를 배우는 것이 영어 배우는 것보다 더 쉽다.

04 패턴연습

제시된 단어를 응용해서 연습해보세요.

01

医院 yīyuàn　百货商店 bǎihuòshāngdiàn　宾馆 bīnguǎn

A: 请问、几路车到＿＿＿＿＿＿＿＿＿＿＿＿？

Qǐngwèn, jǐ lù chē dào ＿＿＿＿＿＿＿＿＿＿＿？

B: 753路和19路线都可以到那儿。

Qīwǔsān lù hé shíjiǔ lù dōu kěyǐ dào nàr.

02

方便 fāngbiàn　便宜 piànyi　快 kuài　舒服 shūfu

A: 坐地铁也能到那儿吗？

Zuò dìtiě yě néng dào nàr ma?

B: 坐地铁又＿＿＿＿＿又＿＿＿＿＿＿。

Zuò dìtiě yòu ＿＿＿＿＿ yòu ＿＿＿＿＿＿.

03

100米 yībǎi mǐ　3公里 sān gōnglǐ.

A: 那么地铁站在哪儿？远不远？

Nàme dìtiězhàn zài nǎr? Yuǎn bu yuǎn?

B: 离这儿大概＿＿＿＿＿＿＿＿＿＿左右。

Lí zhèr dàgài ＿＿＿＿＿＿＿＿＿＿zuǒyòu.

05 대화연습

제시된 글에 맞게 중국어로 써보세요.

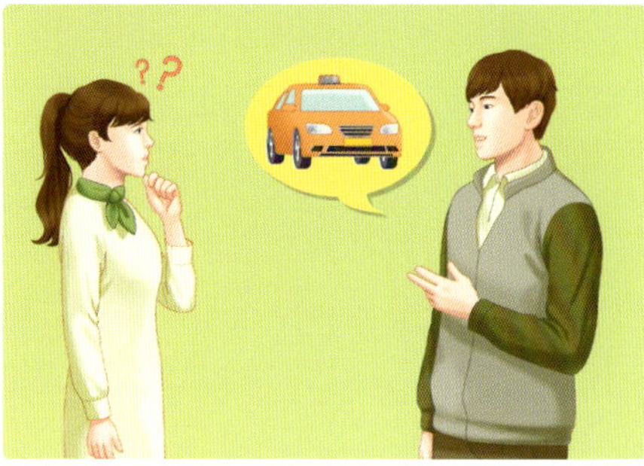

A: ____________________

(우리 택시를 타고 갑시다.)

B: ____________________

(왜요?)

A: ____________________

(택시타는게 빠르고 편해요.)

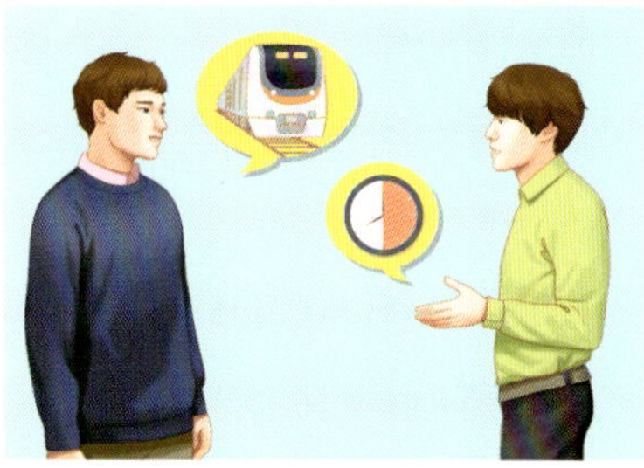

A: ____________________

(지하철타고 병원에 갈 수 있습니까?)

B: ____________________

(네 갈 수 있습니다. 지하철 타고 30분 걸립니다.)

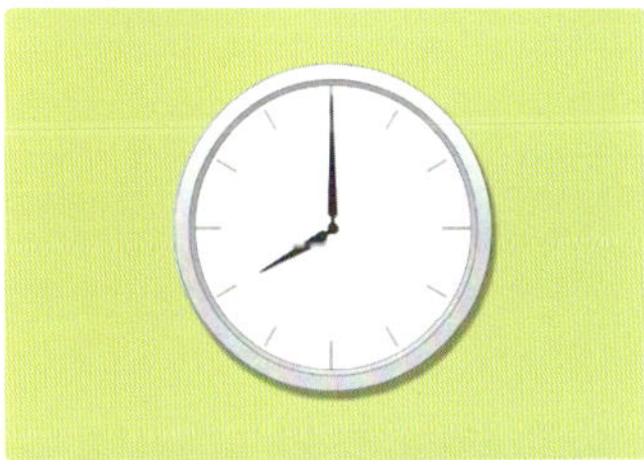

A: ____________________

(우리는 내일 언제 출발합니까?)

B: ____________________

(오전 8시에 출발합니다.)

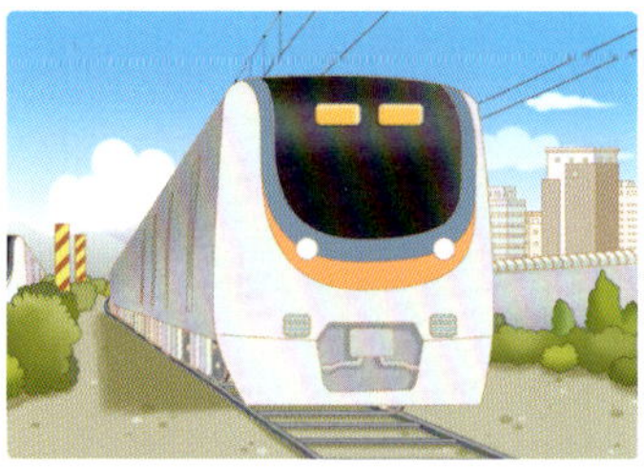

A: ____________________

(버스타고 갑니까 아니면 지하철타고 갑니까?)

B: ____________________

(지하철을 타고 갑니다.)

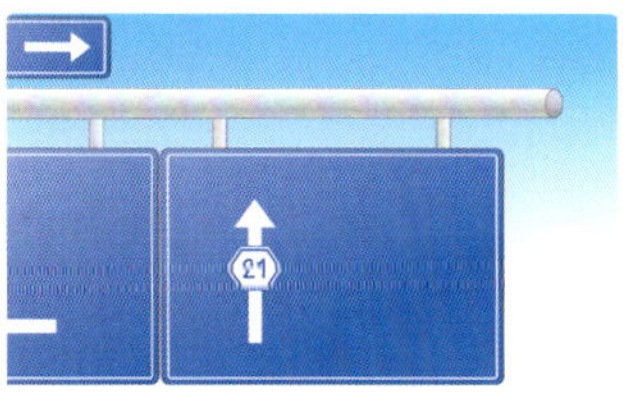

A: ____________________

(여기서 서울역이 얼마나 멉니까?)

B: ____________________

(여기서 대략 3km 정도 됩니다.)

06 듣기연습

다음 녹음을 듣고 중국어로 써보세요.

01

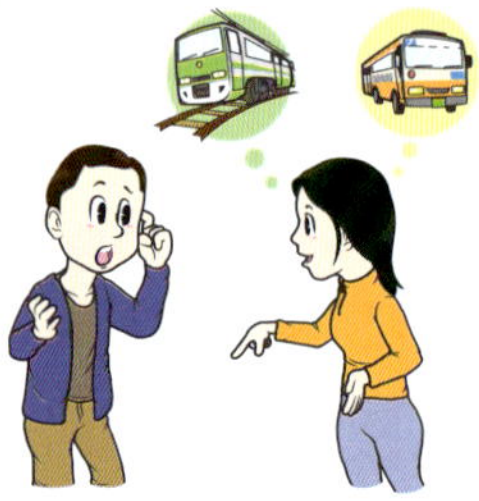

A: ______

B: ______

A: ______

B: ______

A: ______

B: ______

A: ______

B: ______

02

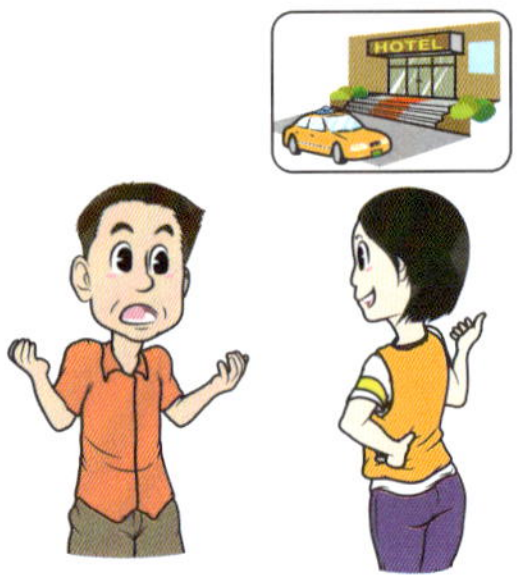

A: ______

B: ______

A: ______

B: ______

A: ______

B: ______

A: ______

B: ______

A: ______

第11单元 11

你要吃拌饭还是吃烤肉？

당신은 비빔밥을 먹겠습니까 아니면 불고기를 먹겠습니까?

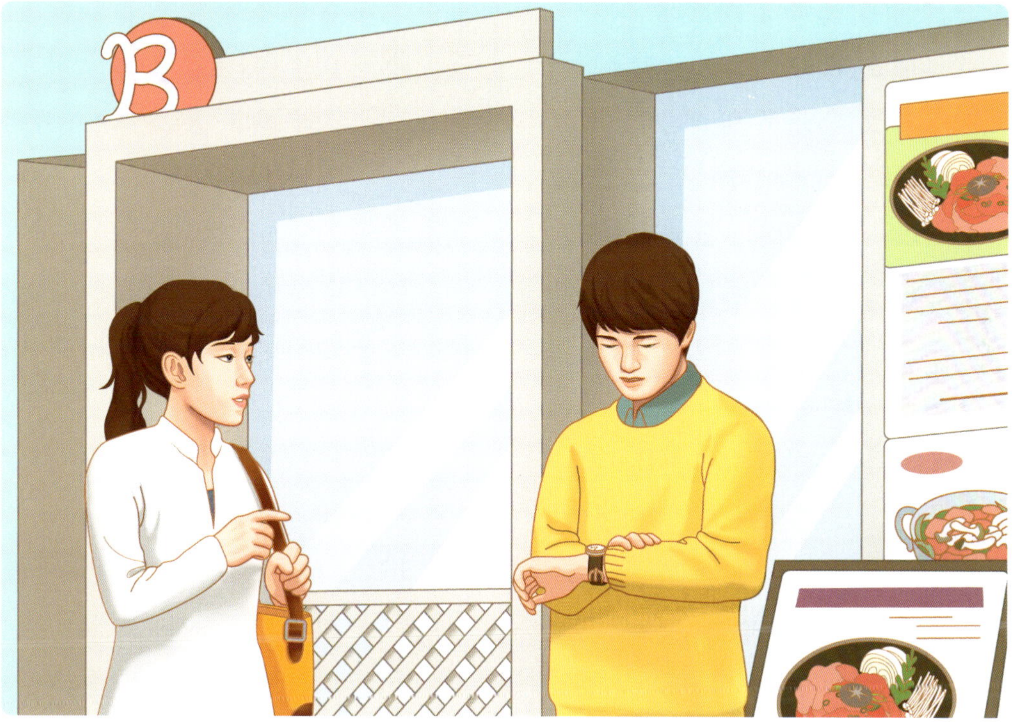

문법 ① 已经…了 ② 一点 ③ 一起 ④ 吧 ⑤ 行 ⑥ 要A还是B ⑦ 过 ⑧ 太 ⑨ 打+숫자+折

제11단원은 의료관광의 목적으로 온 환자들에 맞추어서, 음식과 옷을 구입하는 상황에서 사용할 수 있는 표현들을 배우게 된다. 일상 생활에서 자주 사용하게 되는 대화내용이므로 중요하다. 또한, 병실에 입원하게 되는 환자에게 어떤 음식을 원하는지 묻는 상황에서도 응용하여 사용할 수 있다. 이 단원에서는 "이미 ~했다"를 의미하는 已经…了, 조금을 의미하는 一点, 그리고 문장끝에 붙어서 "~합시다!"의 의미를 갖는 吧 등의 사용방법을 익히도록 한다. 발음에 유의하며 연습하도록 하자.

01 生词

01 已经 [yǐjing] [부] 이미. 벌써

02 饿 [è] [형] 배고프다

03 餐厅 [cāntīng] [명] 식당

04 吃饭 [chīfàn] [동] 밥을 먹다

05 拌饭 [bànfàn] [명] 비빔밥

06 烤肉 [kǎoròu] [명] 구운 고기. 불고기

07 过 [guo] [조] …한 적이 있다

08 尝 [cháng] [동] 맛보다. 시험삼아 먹어보다

09 买 [mǎi] [동] 사다

10 颜色 [yánsè] [명] 색. 색깔

11 要 [yào] [동] 희망하다. 바라다. 원하다

12 八折 [bāzhé] 20% 할인

13 漂亮 [piàoliang] [형] 예쁘다. 아름답다

14 黄色 [huángsè] [명] 노랑. 노란색. 황색

15 红色 [hóngsè] [명] 붉은색. 빨강. 적색

16 蓝色 [lánsè] [명] 파랑. 청색. 남색

17 黑色 [hēisè] [명] 흑색. 검은색

18 白色 [báisè] [명] 흰색

19 肥 [féi] [형] (옷 등이) 크다. 너르다. 헐렁헐렁하다. 살찌다

20 瘦 [shòu] [형] (의복 · 신발 · 양말따위가) 꼭끼다. 작다. 마르다

21 水果 [shuǐguǒ] [명] 과일. 과실

22 试 [shì] [동] 시험삼아 해보다. 시험하다

23 电脑 [diànnǎo] [명] 컴퓨터(computer)

24 笔 [bǐ] [명] 펜. 필기도구

25 一点 [yìdiǎn] 약간

26 吧 [ba] [조] 문장 맨 끝에 쓰여, 상의 · 제의 · 청유 · 기대 · 명령 등의 어기를 나타냄

27 不过 [búguò] [접] (반전을 나타내어) 그러나. 그런데. 하지만

28 一下 [yíxià] [양] 동사 뒤에 쓰여 '시험삼아 해 보다' 또는 '좀 …하다'의 뜻을 나타냄

29 太 [tài] [형] 최고의

30 给 [gěi] [동] 주다

31 打 [dǎ] [동] (손이나 기구를 이용하여) 치다. 때리다. 두드리다

32 学习 [xuéxí] [동] 학습하다. 공부하다. 배우다

33 泡菜 [pàocài] [명] 김치

34 还 [hái] [부] 아직

02 课文

#1

A 现在几点了？
Xiànzài jǐ diǎn le?
지금 몇 시가 됐습니까?

B 已经十二点了。
Yǐjīng shíèr diǎn le.
이미 12시가 됐습니다.

A 你饿吗？
Nǐ è ma?
당신은 배가 고픕니까?

B 我有一点饿[1]。
Wǒ yǒu yī diǎn è.
저는 약간 배가 고픕니다.

A 咱们一起去餐厅吃饭吧！
Zánmen yìqǐ qù cāntīng chīfàn ba!
저희는 같이 식당에 가서 밥을 먹읍시다.

B 好的。
Xíng. hǎo dc.
좋습니다. 좋아요.

A 你喜欢什么菜？ 你要吃拌饭还是吃烤肉[2]？
Nǐ xǐhuān shíme cài? Nǐ yào chī bànfàn háishì chī kǎoròu?
당신은 비빔밥을 먹겠습니까? 아니면 불고기를 먹겠습니까?

B 我还没吃过烤肉、我要吃烤肉。
wǒ hái méi chī guo kǎoròu, wǒ yào chī kǎoròu.
저는 불고기를 먹은 적이 없습니다. 저는 불고기를 먹겠습니다.

02 课文

A 是吗？那咱们去尝尝吧！
Shì ma? zánmen qù chángchang ba!
그렇습니까? 저희는 가서 맛을 봅시다.

B 行。
Xíng.
좋습니다.

#2 A 您要买什么？
Nǐ yào mǎi shénme?
당신은 어떤 것을 살 것입니까?

B 我要买一件衣服[3]。
Wǒ yào mǎi yījiàn yīfu.
저는 옷을 살 것입니다.

A 这件衣服怎么样？
Zhè jiàn yīfu zěnme yàng?
이 옷은 어떻습니까?

B 挺漂亮的。有别的颜色吗？
Tǐng piàoliang de.yǒu biéde yánsè ma?
매우 예쁩니다. 다른 색깔이 있습니까?

你喜欢什么颜色的衣服?
nǐ xǐhuan shénme yánsè de yīfu?
당신은 어떤 색깔의 옷을 좋아하십니까?

02 课文

A 有黄色、红色、蓝色和黑色。
Yǒu huángsè, hóngsè, lánsè hé hēisè.
노란색, 빨간색, 파란색, 검정색이 있습니다.

B 我要红色[4]的。不过这件有点肥。
Wǒ yào hóngsè de. bùguò zhè jiàn yīfu yǒudiǎn féi.
저는 빨간색을 원합니다. 그러나 이 옷이 약간 큽니다.

有没有瘦一点的？
Yǒuméiyǒu shòu yīdiǎn de?
그것보다 작은 것이 있습니까?

A 有。您试一下这件。
Yǒu. nín shì yīxià zhè jiàn.
있습니다. 입어 보세요.

B 这件挺好的、多少钱？
Zhè jiàn tǐng hǎo de, duōshǎo qián?
매우 좋습니다. 이 옷은 얼마입니까?

A 三十万韩元。
sānshí wàn Hányuán.
이 옷은 약간 비쌉니다. 30만 원입니다.

B 太贵了。能便宜点儿吗？
Tài guì le .néng piányi diǎnr ma?
그렇습니까? 너무 비쌉니다. 좀 싸게 가능합니까?

A 可以给您打八折。
Kěyǐ gěi nín dǎ bāzhé.
가능합니다. 당신에게 20% 할인해서 드릴께요

B 好的、我要这件。
Hǎode, wǒ yào zhè jiàn.
네 그럼 이것으로 주세요

03 문법

01 已经~了 : "이미 ~가 되었다(했다)"라는 의미로 쓰입니다.

ex) 已经喝了。 이미 마셨습니다.
已经星期六了。 이미 토요일이 되었습니다.

02 一点 : "조금"이라는 뜻으로 쓰입니다.

ex) 吃一点饭。 밥을 조금 먹어보세요.
喝一点水。 물을 조금 마셔보세요.

03 一起 : "같이" 라는 뜻이며, 보통 주어는 복수를 나타내는 말이 쓰입니다.

ex) 咱们一起学习吧! 우리 같이 공부합시다!
我想跟你在一起。 나는 당신과 같이 있고 싶습니다.

04 吧 : "무엇을 합시다!"라는 뜻으로 쓰이며, 무언가를 하자고 할 때, 문장에 맨끝에 쓰입니다.

ex) 走吧。 갑시다.
咱们一起去吃饭吧! 우리 같이 밥 먹으러 갑시다!

05 要A还是B : "A하실래요? B하실래요?"라는 뜻으로 쓰이며, 선택 의문문으로 쓰입니다.

ex) 您要去东大门还是去明洞?
당신은 동대문에 가실래요, 명동에 가실래요?
您要学习汉语还是学习英语?
중국어를 공부하시길 원해요, 영어를 공부하시길 원해요?

06 过 : "했었다"라는 뜻으로 쓰이며, 과거형을 나타내는 말로써 동사 바로 뒤에 씁니다.

ex) 我去过日本。 저는 일본에 가봤습니다.
我吃过泡菜。 저는 김치를 먹어봤습니다.

03 문법

07 行 : "OK"라는 뜻으로 쓰이며, 상대방의 권유에 수락할 때 많이 쓰입니다. 可以라고도 대답할 수 있습니다. 부정할 때에는 앞에 不를 붙여 不行입니다.

ex) 行不行？ 됩니까?
我们先服药看看，行吗？ 우리는 먼저 약을 복용해봅시다. 괜찮죠?

08 太 : "매우"라는 뜻이며,뒤에는 형용사가 옵니다.

ex) **太大了。** 매우 큽니다.
太热了。 매우 덥습니다.

09 打+숫자+折 : 숫자/10의 가격으로 제공한다는 뜻으로 해석됩니다.

ex) **"打八折"** 총액에 20% 할인
"打三折" 총액에 70% 할인

04 패턴연습

제시된 단어를 응용해서 연습해보세요.

01

大	小	肥	瘦
dà	xiǎo	féi	shòu

A: 你的衣服怎么样?

Nǐ de yīfu zěnmeyàng?

B: 有一点＿＿＿＿＿＿＿＿＿＿。

Yǒu yīdiǎn ＿＿＿＿＿＿＿＿＿＿.

02

拌饭	烤肉	中国菜	韩国菜
bànfàn	kǎoròu	Zhōngguócài	Hánguócài

A: 你要吃＿＿＿＿＿ 还是 ＿＿＿＿＿。

Nǐ yào chī ＿＿＿＿＿ háishì ＿＿＿＿＿.

B: 我要吃＿＿＿＿＿＿＿＿＿＿。

Wǒ yào chī ＿＿＿＿＿＿＿＿＿＿.

03

衣服	书	笔	水果	电脑
yīfú	shū	bǐ	shuǐguǒ	diànnǎo

A: 你要买什么东西?

Nǐ yào mǎi shénme dōngxi?

B: 我要买＿＿＿＿＿＿＿＿＿＿。

Wǒ yào mǎi＿＿＿＿＿＿＿＿＿＿.

04

红色	黄色	黑色	白色	蓝色
hóngsè	huángsè	hēisè	báisè	lánsè

A: 你喜欢什么颜色的衣服?

Nǐ xǐhuān shénme yánsè de yīfu?

B: 我要＿＿＿＿＿＿＿＿＿＿的。

Wǒ yào ＿＿＿＿＿＿＿＿＿＿de.

05 대화연습

제시된 글에 맞게 중국어로 써보세요.

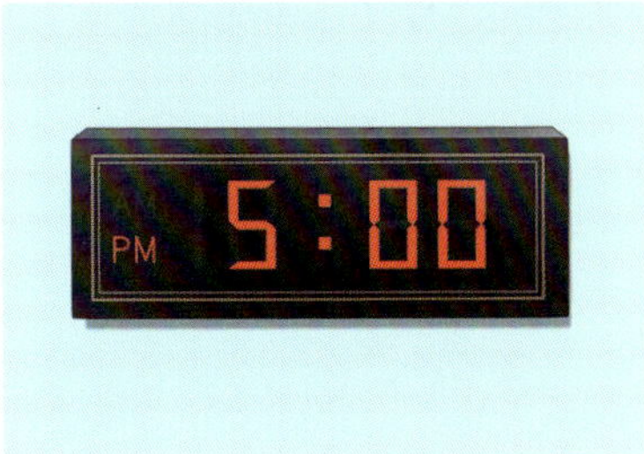

A: ________________

(지금 몇 시입니까?)

B: ________________

(지금은 오후 5시입니다.)

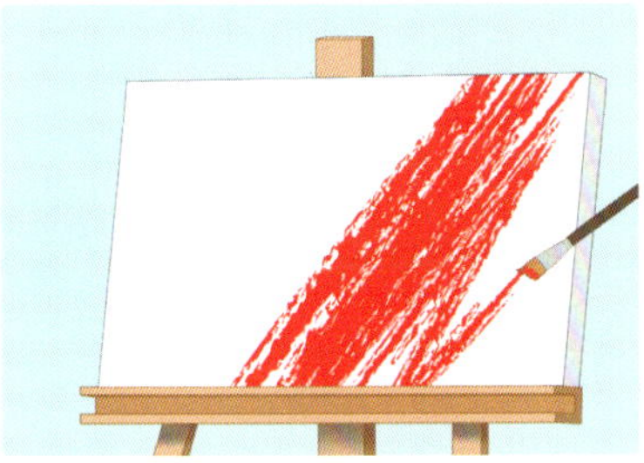

A: ________________

(당신은 어떤 색을 좋아합니까?)

B: ________________

(저는 빨간색을 좋아합니다.)

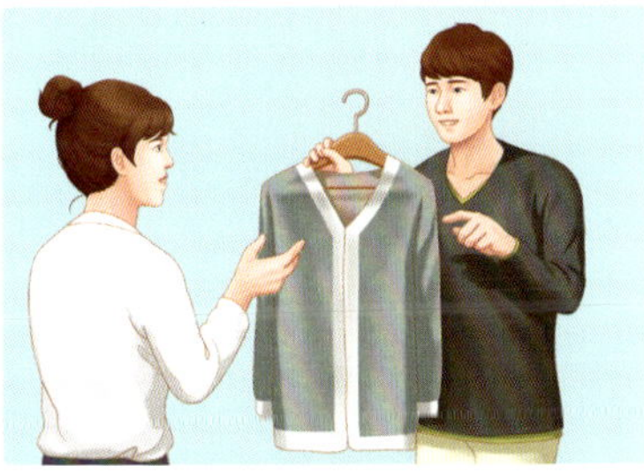

A: ________________

(이 옷을 입어봐도 됩니까?)

B: ________________

(네 입어봐도 됩니다.)

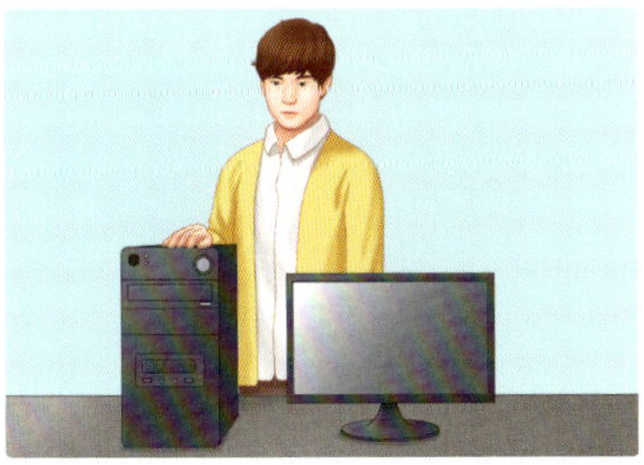

A: ________________

(당신은 무엇을 사려고 합니까?)

B: ________________

(저는 컴퓨터를 사려고 합니다.)

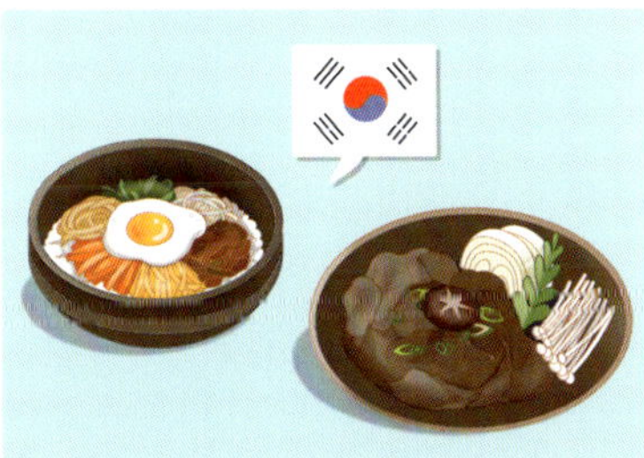

A: ________________

(당신은 중국요리를 좋아합니까 아니면 한국요리를 좋아합니까?)

B: ________________

(저는 한국요리를 좋아합니다.)

06 듣기연습

다음 녹음을 듣고 중국어로 써보세요.

01

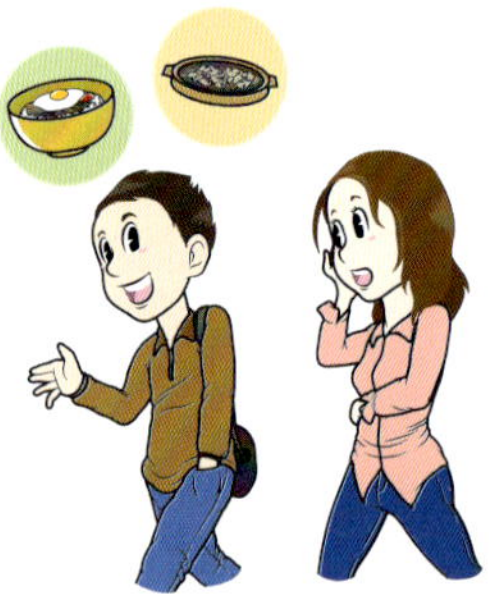

A: ______________________________

B: ______________________________

A: ______________________________

B: ______________________________

A: ______________________________

B: ______________________________

A: ______________________________

B: ______________________________

A: ______________________________

B: ______________________________

06 듣기연습

다음 녹음을 듣고 중국어로 써보세요.

02

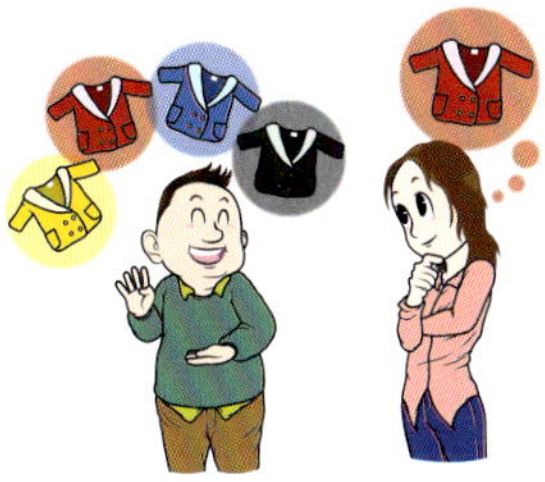

A: ______________________________

B: ______________________________

A: ______________________________

B: ______________________________

A: ______________________________

B: ______________________________

A: ______________________________

B: ______________________________

A: ______________________________

B: ______________________________

A: ______________________________

B: ______________________________

第12单元 12

您要住几天?

당신은 며칠을 머물 것입니까?

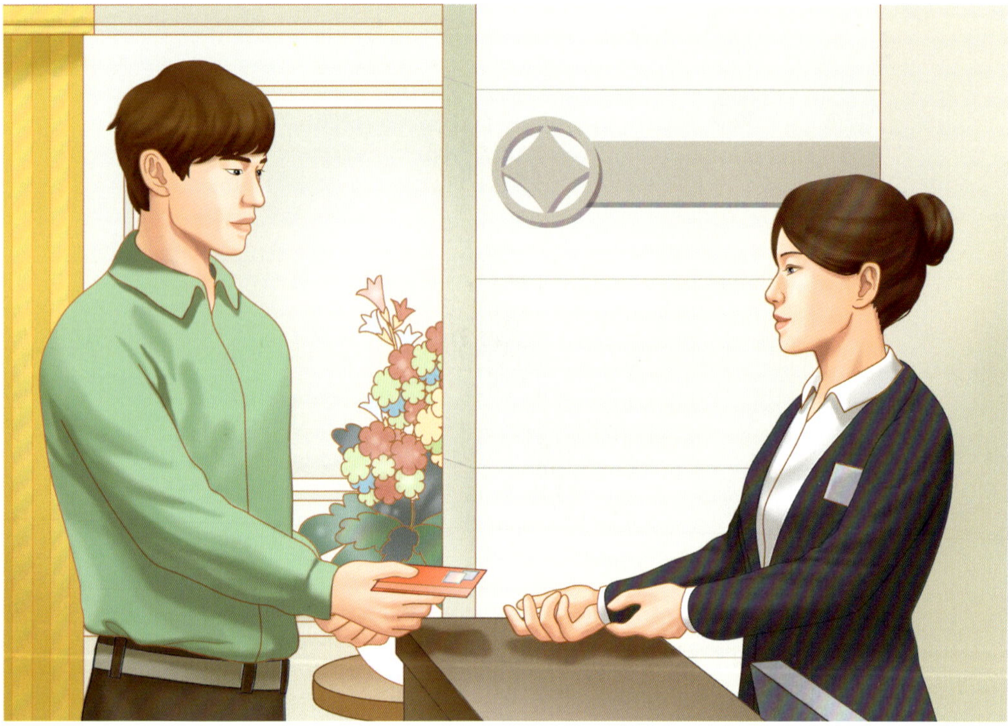

문법 ①请稍等 ②看看 ③要 ④一下 ⑤完 ⑥怎么了 ⑦可是 ⑧马上

제12단원은 호텔에서 묵을 숙소를 정하는 상황과 입원하고 있는 병실을 바꾸고 싶을 때의 상황을 통해 사용할 수 있는 표현들을 배우게 된다. 환자가 편안하게 진료를 받기 위해서는 숙소문제가 원만히 해결되는 것이 중요하기 때문에 관련된 표현을 잘 알고 있는 것이 중요하다. 이 단원에서는 "기다리세요"를 의미하는 请稍等, "해주세요"의 공손한 표현인 一下, "무슨 일이세요?"를 뜻하는 관용어구 怎么了? 등의 사용방법을 익히도록 한다. 발음에 유의하며 연습하도록 하자.

01 生词

01 空 [kōng] [형] (속이) 비다. 텅 비다
02 稍 [shāo] [부] 약간. 조금
03 房间 [fángjiān] [명] 방
04 标准 [biāozhǔn] [명] 표준
05 豪华 [háohuá] [형] 호화스럽다.사치스럽다
06 姓名 [xìngmíng] [명] 성명. 성과 이름
07 完 [wán] [동] 완성하다
08 草莓 [cǎoméi] [명] 딸기
09 刷卡 [shuākǎ] [명] 카드를 쓰다
10 现金 [xiànjīn] [명] 현금
11 签名 [qiānmíng] [동] 사인하다. 서명하다
12 换 [huàn] [동] 환하다. 바꾸다
13 病房 [bìngfáng] [명] 원실. 병실
14 麻烦 [máfan] [형] 귀찮다. 성가시다. 번거롭다
15 吵闹 [chǎonào] [동] 소란을 피우다 야단법석을 떨다
16 高干 [gāogàn] [명] VIP
17 一般 [yìbān] [형] 보통이다
18 区别 [qūbié] [명] 구별. 차이
19 安静 [ānjìng] [형] 조용하다. 잠잠하다
20 电视 [diànshì] [명] 텔레비전
21 冰箱 [bīngxiāng] [명] 냉장고
22 空调 [kōngtiáo] [명] 에어컨
23 个人 [gèrén] [명] 개인
24 卫生间 [wèishēngjiān] [명] 화장실. 세면장
25 马上 [mǎshàng] [부] 곧. 즉시
26 说明书 [shuōmíngshū] [명] (물품) 설명서
27 联系 [liánxì] [동] 연락하다. 연결하다
28 冷面 [lěngmiàn] [명] 냉면. 냉국수
29 结束 [jiéshù] [동] 끝나다. 마치다. 종료하다
30 酒店 [jiǔdiàn] [명] 대형 호텔 · 여관
31 住 [zhù] [동] 숙박하다. 거주하다. 멈추다. 멈추어 서다. 머물다. 체류하다
32 填 [tián] [동] 기입하다. 써 넣다
33 和 [hé] [접] 그리고
34 付 [fù] [동] 돈을 지불하다
35 怎么 [zěnme] [대] 어떻게. 어째서. 왜
36 可是 [kěshì] [접] 그러나. 하지만. 그렇지만
37 只有 [zhǐyǒu] [동] …만 있다. …밖에 없다
38 里 [li] [명] 안. 속. 가운데. 내부
39 收据 [shōujù] [명] 영수증

02 课文

#1

A 欢迎光临首尔酒店。
Huānyíng guānglín, Shǒuěr jiǔdiàn.
서울호텔에 오신 것을 환영합니다

B 请问、有空房间吗？
Qǐng wèn, yǒu kōng fángjiān ma?
말씀 좀 여쭙겠습니다. 빈 방이 있습니까?

A 请稍等、我来看看。您要住几天？
Qǐng shāo děng, wǒ lái kànkan.nǐ yào zhù jǐ tiān?
잠시만 기다려주세요. 제가 보겠습니다. 당신은 며칠을 머물 것입니까?

B 我要住五天。
Wǒ yào zhù wǔtiān.
저는 5일을 머물려 합니다.

A 您要标准间还是豪华间？
Nǐ yào biāozhǔnjiān háishì háohuájiān?
당신은 스탠다드룸을 원합니까? 아니면 스위트룸을 원합니까?

B 我要标准间[1]。
Wǒ yào biāozhǔnjiān.
저는 스탠다드룸을 원합니다.

A 在这里填[2]一下您的姓名和护照号码。
Zài zhèlǐ tián yíxià nǐ de xìngmíng hé hùzhào hàomǎ.
여기에 당신의 이름과 여권번호를 적어주세요.

B 填完了、给您。
Tián wán le,gěi nín.
다 썼습니다.

02 课文

A 请问、您要刷卡还是要付现金？
Qǐngwèn, nín yào shuākǎ háishi yào fù xiànjīn?
실례합니다만 카드로 지불하시겠습니까 아니면 현금으로 하시겠습니까?

B 我要刷卡。
Wǒ yào shuākǎ.
저는 카드로 지불하겠습니다.

A 请您在这里签名。
Qǐng nín zài zhèlǐ qiānmíng.
당신은 여기에 서명해주세요.

#2

A 麻烦您问一下、我可以换病房吗？
Máfan nín wèn yíxià, wǒ kěyǐ huàn bìngfáng ma?
실례합니다만 말씀 좀 여쭙겠습니다. 저는 병실을 바꿀 수 있습니까?

B 怎么了？
Zěnme le?
왜 그러십니까?

A 这间病房太吵了。
Zhè jiān bìngfáng tài chǎo le.
그 방은 너무 시끄럽습니다.

B 可以给您换、可是现在只有高干病房。
Kěyǐ gěi nín huàn, kěshì xiànzài zhīyǒu gāogàn bìngfáng .
방을 바꿀 수 있습니다. 그러나 지금은 vip병실밖에 없습니다.

02 课文

A 一般病房和高干病房[3]有什么区别？
Yībān bìngfáng hé gāogàn bìngfang yǒu shénme qūbié?
일반병실과 고위간부병실은 무엇이 다릅니까?

B 高干病房比一般病房安静一点。
Gāogàn bìngfáng bǐ yìbān bìngfáng ānjìng yìdiǎn .

高干病房里还有电视、冰箱、空调和个人卫生间。
Gāogàn bìngfáng lǐ háiyǒu diànshì, bīngxiāng, kōngtiáohé gè rén wèishēngjiān .
vip병실이 일반병실보다 좀 더 조용합니다. 그리고 vip병실은 텔레비전, 냉장고, 에어컨, 개인화장실이 구비되어 있습니다.

A 好、那么就换高干病房吧。
Hǎo, nàme jiù huàn gāogàn bìngfáng ba .
좋습니다. 그럼 바꿔 주세요.

B 好的。我马上跟俞大夫联系。
Hǎo de. wǒ mǎshàng gēn yú dàifu liánxì .
좋습니다. 제가 금방 유선생님께 연락하겠습니다.

03 문법

01 **请稍等** : "조금만 기다려 주세요."의 뜻으로 많이 쓰이는 관용구문입니다.

ex) 请稍等 = 稍等 = 等一下。조금만 기다려 주세요.

02 **看看** : "보다"라는 뜻의 看이 두번 중첩되면 "한번 보다"라는 뜻으로 "시도"의 의미입니다.

ex) 看看说明书。설명서를 보세요.

03 **要** : "원하다" 또는 "~하려고 하다"라는 뜻으로 술어 앞에 꾸며주면서 '(술어)하기를 원하다'라는 뜻으로 쓰입니다.

ex) 我要去韩国的医院。나는 한국의 병원에 가기를 합니다.
我要冷面。나는 냉면을 원합니다.

04 **一下** : "하세요"라는 뜻입니다. 공손한 표현이며, 동사 바로 뒤에 쓰입니다.

ex) 请签一下名。서명 해 주세요
请看一下这里。여기를 보세요

05 **完** : 완성의 의미를 나타내며 동사 바로 뒤에 씁니다.

ex) 做完了。(하던 것을) 끝마치다.
读完了。(읽는 것을) 끝마치다.

06 **怎么了** : "무슨 일 있으세요?" 라는 늣의 관용구문입니다.

ex) 您怎么了？무슨 일 있으세요?

07 **可是** : "그러나"의 뜻으로 접속사이며, 역접을 나타냅니다

ex) 豪华间很大，可是很贵。
스위트룸은 매우 큽니다. 그러나 매우 비쌉니다.

08 **马上** : "바로, 곧"의 뜻으로 쓰입니다.

ex) 我马上回来。곧 돌아올께요.
他的手术马上结束。그의 수술은 곧 끝납니다.

04 패턴연습

제시된 단어를 응용해서 연습해보세요.

01 标准间 biāozhǔnjiān　豪华间 háohuájiān　草莓 cǎoméi　苹果 píngguǒ

A: 你要________ 还是 __________?

Nǐ yào ________ háishì __________?

B: 我要____________________。

Wǒ yào ____________________.

02 写 xiě　说 shuō

A: ________________ 一下你的姓名和护照号码。

________________ yíxià nǐ de xìngmíng hé hùzhào hào mǎ.

B: ________________ 完了。

________________ wán le.

03 中国 Zhōngguó　韩国 / 首尔 Hánguó / Shǒuěr　北京 / 高干病房 Běijīng / gāogàn bìngfáng　一般病房 yībān bìngfáng

A: ________ 和 __________有什么区别?

________ hé __________yǒu shénme qūbié?

05 대화연습

제시된 글에 맞게 중국어로 써보세요.

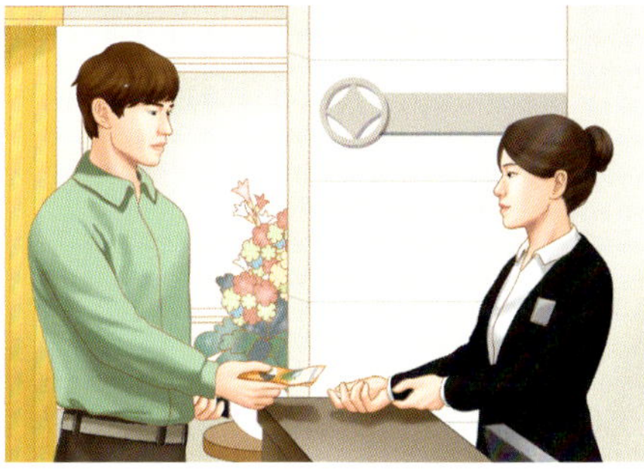

A: ____________________

(부산호텔에 오신 것을 환영합니다.)

B: ____________________

(방이 있습니까?)

A: ____________________

(잠시만 기다려주세요 며칠 동안 묵으십니까?)

B: ____________________

(3일 동안 있습니다.)

A: ____________________

(현금으로 하시겠습니까 카드로 하시겠습니까?)

B: ____________________

(현금으로 하겠습니다.)

A: ____________________

(현금 영수증 필요하십니까?)

B: ____________________

(아니요. 괜찮습니다.)

A: ____________________

(여기에 서명해 주세요)

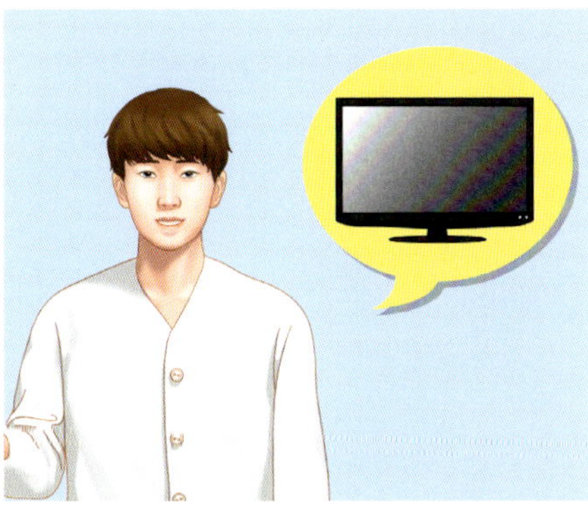

A: ____________________

(죄송하지만 병실을 바꿔도 되겠습니까?)

B: ____________________

(무슨 일이십니까?)

A: ____________________

(방에 TV가 없습니다.)

B: ____________________

(그럼 바꿔 드리겠습니다.)

06 듣기연습

다음 녹음을 듣고 중국어로 써보세요.

01

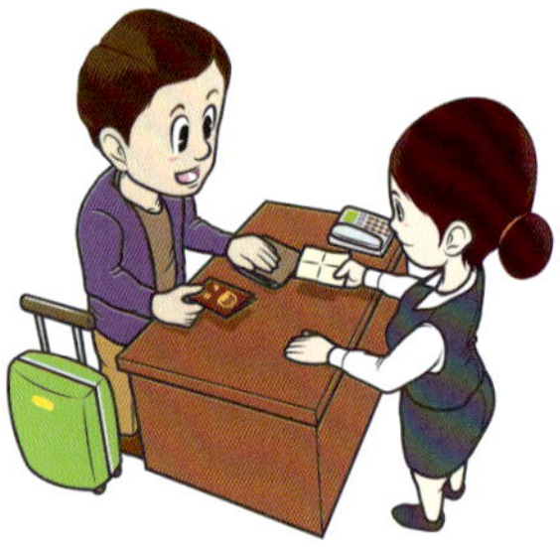

A: ______________________________

B: ______________________________

A: ______________________________

B: ______________________________

A: ______________________________

B: ______________________________

A: ______________________________

B: ______________________________

A: ______________________________

B: ______________________________

A: ______________________________

06 듣기연습

다음 녹음을 듣고 중국어로 써보세요.

02

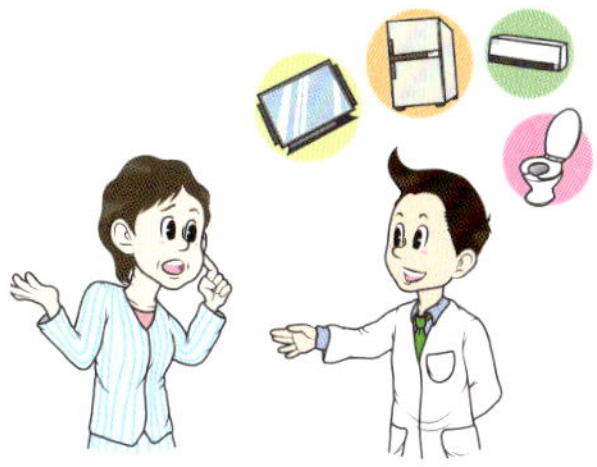

A: ______________________________

B: ______________________________

A: ______________________________

B: ______________________________

A: ______________________________

B: ______________________________

A: ______________________________

B: ______________________________

第13单元 13

日记

일기

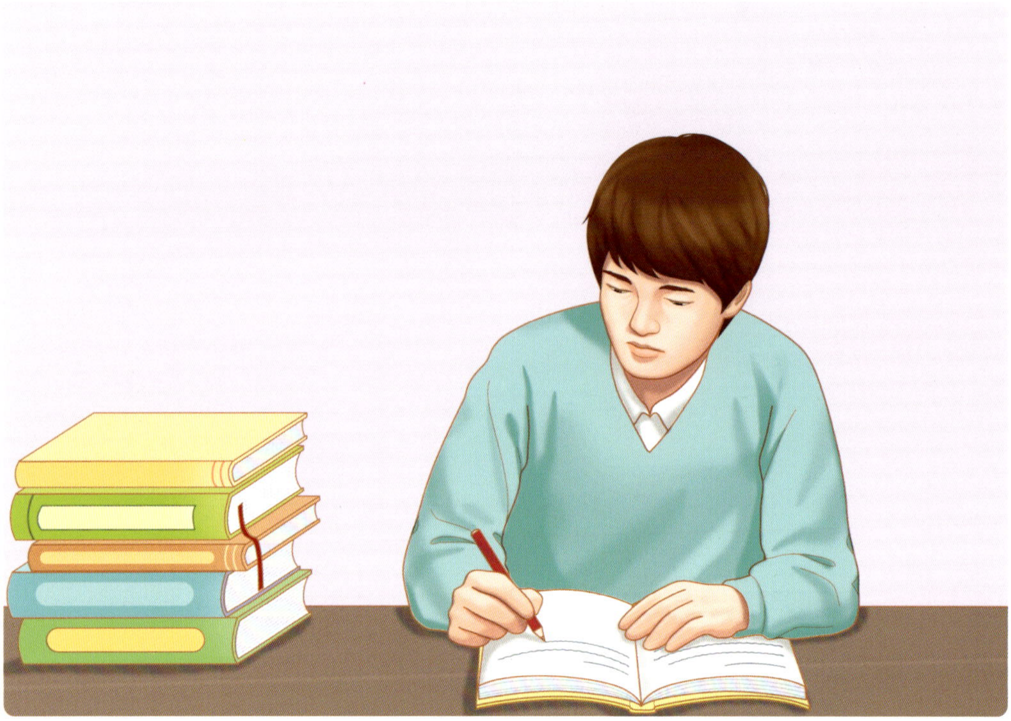

문법

제13단원은 7단원부터 12단원까지 공부한 문법들을 이용해서 대화문이 아닌 일기형식의 문장을 연습하는 단원이다. 앞에서 배운 문법들을 복습하면서 응용할 수 있는 내용들을 포함하고 있다. 날짜, 시간, 숫자, 음식등의 내용을 포괄적으로 포함하고 있는 문장으로 이 단원에서 제시하는 기본틀을 기초로 각자의 일기를 쓰는 방법을 익히도록 한다. 발음에 유의하며 연습하도록 하자.

01 生词

01 大约 [dàyuē] [부] 대략. 대강. 얼추
02 大雨 [dàyǔ] [명] 큰 비
03 度 [dù] [양] 도
04 感冒 [gănmào] [명] 감기에 걸리다. 감기
05 项 [xiàng] [양] 항목.
06 回家 [huíjiā] [동] 집으로 돌아가다. 귀가하다. 귀성하다
07 堵车 [dǔchē] [명] 길이 막히다
08 才 [cái] [부] 겨우. 고작.
09 然后 [ránhòu] [접] 그 다음에.
10 带 [dài] [동] (몸에) 지니다. 휴대하다. 가지다
11 买不起 [măibuqǐ] [동] (돈이 없어서 · 너무 비싸서) 살 수 없다
12 不够 [búgòu] [형] [동] 부족하다. 충족하지 않다
13 希望 [xīwàng] [명] [동] 희망. 소망
14 所以 [suǒyǐ] [접] 그래서. 그러므로. 그런 까닭에. 때문에
15 只能 [zhǐnéng] [동] …할 수 밖에 없다. 다만 …할 수 있을 뿐이다
16 之后 [zhīhòu] [명] 그 후. 그 다음
17 白米粥 [báimǐzhōu] [명] 흰 죽
18 而且 [érqiě] [접] 게다가. 뿐만 아니라. 또한
19 因为 [yīnwèi] [접] 왜냐하면
20 用 [yòng] [동] 쓰다. 사용하다. 고용하다. 임용하다
21 小时 [xiăoshí] [명] 시간. [시간 단위]
22 开 [kāi] [동] 열다. 열치다. 틀다. 켜다
23 一些 [yìxiē] [양] 약간. 조금. 얼마간. 몇
24 但是 [dànshì] [접] 그러나. 그렇지만
25 再 [zài] [부] 재차. 또
26 身体 [shentǐ] [명] 몸. 신체

02 课文

昨天天气比前天更冷、大约5度左右、而且又下了大雨。
Zuótiān tiānqì bǐ qiántiān gèng lěng, dàyuē wǔdù zuǒyòu, érqiě yóu xià le dà yǔ.

我有点感冒了。
Wǒ yǒudiǎn gǎnmào le.

今天我和丈夫一起坐公共汽车去了上海医院、因为有点堵车、所以用了1个多小时才到医院。
Jīntiān wǒ hé zhàngfu yīqǐ zuò gōnggòngqìchē qù le shànghǎiyīyuàn, yīnwéi yǒudiǎn dǔchē, suǒyǐ yóng le yī gè duō xiǎoshí cái dào yīyuàn.

医生给我做了几项检查、然后给我开了一些感冒药。我付了治疗费、一共是3万韩币。
Yīshēng gěi wǒ zuò le jǐ xiàng jiǎnchá,ránhòu gěi wǒ kāi le yī xiē gǎnmàoyào, wǒ fù le zhìliáofèi, yīgòng shìsān wànhán bì.

在回家的路上、我看到了一件漂亮的衣服、我很想买、但是带的钱不够。
Zài huíjiā de lùshang, wǒ kàn dào le yī jiàn piāoliàng de yīfu, wǒ hěn xiǎng mǎi, dànshì dài de qián bùgòu.

所以只能等到病好之后、再来买。我们到家的时候已经晚上8点了、我的丈夫给我做了白米粥、我喝了粥之后、吃了药。
suǒyǐ zhī néng děngdào bing hǎo zhīhòu,zài lái mǎi, wǒmen dàojiā de shíhòu yǐjīng wǎnshàng bā diǎn le, wǒ de zhàngfu gěi wǒ zuò le báimǐzhōu, wǒ hē le zhōu zhīhòu, chī le yào.

我希望明天身体能好一点。
Wǒ xīwàng míngtiān shēntǐ néng hǎo yī diǎn.

어제 날씨는 그저께 날씨보다 더 춥다. 대략 5도 정도이다. 뿐만 아니라 또 큰비가 내렸다. 감기기운이 조금 있는 것 같다. 오늘 나와 남편은 같이 버스를 타고 상해병원에 갔다. 차가 막히기 때문에 한 시간이 걸려서야 병원에 도착했다. 의사는 나에게 몇 가지 검사를 했다. 그다음 나에게 몇 가지 감기약을 처방해주었다. 나는 치료비를 냈는데 모두 한국돈으로 3만 원이었다. 집으로 오는 길에 나는 한 벌의 이쁜 옷을 봤다. 나는 매우 사고 싶었다. 그러나 돈을 충분하게 가져오지 않았다. 그래서 병이 낫자마자 다시 와서 사야만 했다. 우리가 집에 도착했을 때는 이미 8시였다. 나의 남편은 나에게 흰죽을 요리해주었다. 나는 흰죽을 마시고 난 후 약을 먹었다. 나는 내일 몸이 좀 더 좋아졌으면 좋겠다.

03 듣기연습

다음 녹음을 듣고 중국어로 써보세요.

04 쓰기연습

자신만의 일기를 써봅시다.

第14单元 14

请问，医院怎么走？

실례합니다. 병원에 어떻게 갑니까?

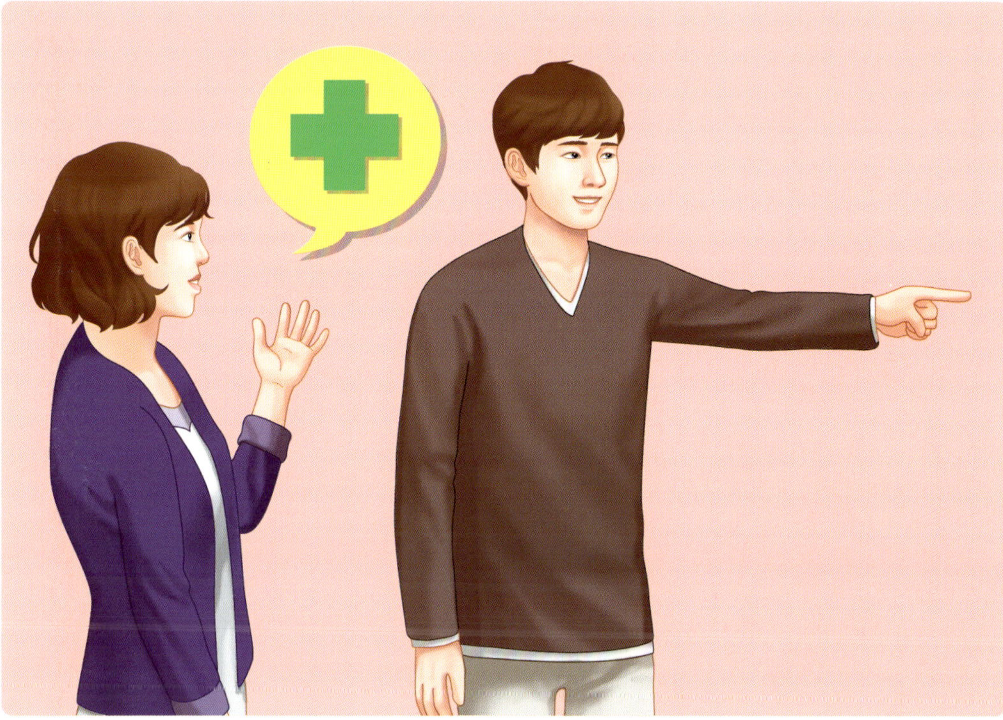

문법 ① v+得 ② 打算+v ③ 怎么 ④ 不好意思 ⑤ 再 ⑥ 一遍

제14단원은 환자가 병원을 고르고 예약하는 상황과 병원을 찾아가는 상황에 사용할 수 있는 표현 방법을 배우게 된다. 병원을 고르고 예약을 하는 상황은 일상적으로 많이 있고 길 안내도 꼭 알고 있어야 하기 때문에 잘 숙지하는 것이 중요하다. 이 단원에서는 "v하는 것을"을 뜻하는 보어 得, 계획하다는 의미의 打算, 그리고 "어떻게"를 뜻하는 怎么 등의 사용방법을 익히도록 한다. 짧은 문장이지만 발음에 유의하며 연습하도록 하자.

01 生词

01 不好意思 [bùhǎoyìsi] [형] 부끄럽다. 쑥스럽다. 창피하다

02 懂 [dǒng] [동] 알다. 이해하다. 터득하다. 정통하다

03 遍 [biàn] [양] 번. 차례. 회

04 先 [xiān] [명] 원래. 처음

05 一直 [yìzhí] [부] 계속. 줄곧

06 走 [zǒu] [동] 걷다

07 听说 [tīngshuō] [동] 듣자(하)니. 듣건대. 들은 바로는

08 有名 [yǒumíng] [형] 유명하다. 명성이 높다

09 打算 [dǎsuan] [동] …할 생각이다. …하려고 하다. 계획하다

10 得 [de] [조] 동사 뒤에 쓰여 가능을 나타냄

11 双眼皮 [shuāngyǎnpí] [명] 쌍꺼풀

12 预约 [yùyuē] [동] 예약하다

13 网 [wǎng] [명] 인터넷

14 打电话 [dǎdiànhuà] [동] 전화를 걸다. 전화하다

15 抱歉 [bàoqiàn] [동] 미안해하다

16 最好 [zuìhǎo] [형] 가장(제일) 좋다

17 拐 [guǎi] [동] 방향을 바꾸다. 꺾어 돌다. 돌아가다

18 找 [zhǎo] [동] 찾다. 구하다. 물색하다

19 食堂 [shítáng] [명] (기관 · 단체 내의) 구내식당

20 第一次 [dìyīcì] [명] 제1차. 최초. 맨 처음

21 提前 [tíqián] [동] (예정된 시간 · 위치를) 앞당기다

22 唱 [chàng] [동] 노래하다

23 好听 [hǎotīng] [형] 듣기 좋다

24 流利 [liúlì] [형] 유창하다. 막힘이 없다

25 日语 [Rìyǔ] [명] 일본어

26 整形医院 [zhěngxíngyīyuàn] [명] 성형외과병원

01 生词

27 往 [wǎng] [개] …쪽으로. …(을 · 를) 향해

28 正好 [zhènghǎo] [부] 마침 …하려던

29 比较 [bǐjiào] [동] 비교하다

30 哪位 [nǎwèi] [대] 어느 분

31 直接 [zhíjiē] [형] 직접적인

32 事 [shì] [명] 일. 업무. 사고

33 隆胸 [lóngxiōng] [동] 유방을 융기시키다

34 不错 [búcuò] [형] [구어] 좋다. 괜찮다. 잘하다

这	이	那	저, 그, 저것,그것	哪	어느
这儿（里）	이곳	那儿（里）	저곳	哪儿（里）	어느 곳
这个	이것	那个	저것	哪个	어느 것
这些	이것들	那些	저것들	哪些	어느 것들
这样	이렇게	那样	저렇게		
这么	이런, 이러한, 이렇게	那么	그러면, 그러한, 그렇게		

02 课文

#1

A 釜山整形医院[1]怎么样？
Fŭshān zhěngxíngyīyuàn zěnmeyàng?
부산 성형외과는 어떻습니까?

B 听说釜山整形医院手术做得很好、很有名。
Tīngshuō Fŭshān zhěngxíngyīyuàn shǒushù zuò dé hěn hǎo, hěn yǒumíng.
듣기로는 부산성형외과는 수술을 매우 잘합니다. 매우 유명합니다.

A 那里什么手术做得最好？
Nàlǐ shénme shǒushù zuò de zuìhǎo?
거기는 어떤 수술이 제일 잘합니까?

B 我朋友说、他们双眼皮手术做得比较好。
Wǒ péngyǒu shuō, tāmen zuò shuāngyǎnpí shǒushù bǐjiào hǎo.
저의 친구가 말하길, 그들이 하는 쌍꺼풀수술이 비교적 좋다고 합니다.

A 我正好打算做双眼皮手术[2]、哪位医生做得比较好？
Wǒ zhènghǎo dǎsuàn zuò shuāngyǎnpí shǒushù, nǎ wèi yīshēng zuò de bǐjiào hǎo?
저는 쌍꺼풀수술을 할 계획입니다. 어느 의사선생님이 비교적 좋습니까?

B 金大夫做得最好[3]。
Jīn dàifu zuò de zuìhǎo.
김 선생님이 제일 잘합니다.

A 我想做双眼皮手术、得怎么预约呢?
Wǒ xiǎng zuò shuāngyǎnpí shǒushù, děi zěnme yùyuē ne?
저는 쌍꺼풀수술을 하고 싶습니다. 어떻게 예약합니까?

B 可以直接打电话预约、也可以在网上预约。
kěyǐ zhíjiē dǎ diànhuà yùyuē, yě kěyǐ zài wǎngshàng yùyuē.
인터넷에서 예약하거나 혹은 전화로 예약할 수 있습니다.

02 课文

#2

A 请问、釜山整形医院[4]怎么走？
Qǐng wèn, Fǔshān zhěngxíngyīyuàn zěnme zǒu?
실례합니다. 부산성형외과 병원에 어떻게갑니까?

B 不好意思、我没听懂、请您再说一遍。
Bùhǎoyìsī, wǒ méi tīngdǒng, qǐng nín zài shuō yī biàn .
죄송합니다. 못 알아들었습니다. 다시 한번 말해주세요.

A 我问您、釜山整形医院怎么走？
Wǒ wèn nín, fǔshān zhěngxíngyīyuàn zěnme zǒu?
말씀 좀 묻겠습니다. 부산성형외과병원에 어떻게 갑니까?

B 从这儿一直往前走、到十字路口往右拐就到了。
Cóng zhèr yīzhí wǎng qián zǒu, dào shízìlùkǒu wǎng yòu guǎi jiù dào le.
먼저 여기서 앞으로 쭉 가세요, 그 다음 사거리에서 오른쪽으로 가세요.

A 谢谢。
Xièxie.
감사합니다.

B 不用谢。
Búyòng xiè .
별말씀을요.

02 课文

#3

A 您好。这里是釜山整形医院吗？
Nínhǎo, Zhèlǐ shì Fǔshān zhěngxíngyīyuàn ma?
안녕하세요 여기가 부산성형외과입니까?

B 是的。您有什么事吗？
Shì de. Nín yǒu shénme shì ma?

A 我想找金大夫。
Wǒ xiǎng zhǎo Jīn dàifū.
저는 김 의사선생님을 찾고있어요

B 他正在做手术。你预约了吗？
Tā zhèngzài zuò shǒushù. Nǐ yùyuē le ma?
선생님은 지금 수술중이십니다. 예약하셨습니까?

A 没有。我是第一次来。
Méiyǒu. Wǒ shì dìyīcì lái.
아닙니다. 처음 왔습니다.

B 对不起、金大夫很忙、您最好提前一天预约。
Duìbúqǐ, Jīn dàifū hěn máng, nín zuìhǎo tíqián yī tiān yùyuē.
죄송합니다. 김 선생님은 매우 바쁘십니다.
하루 전에 예약하는 게 제일 좋습니다.

A 那我现在可以预约吗？明天下午两点、可以吗？
Nà wǒ xiànzài kěyǐ yùyuē ma? Míngtiān xiàwǔ liǎngdiǎn, kěyǐ ma?
그러면 제가 지금 예약할 수 있습니까? 내일 오후 두시에 가능합니까?

B 可以、请您明天提前10分钟到这里找我。
Kěyǐ, qǐng nín míngtiān tíqián shí fènzhōng dào zhèlǐ zhǎo wǒ.
가능합니다. 내일 10분 일찍 오셔서 저를 찾으세요

03 문법

01 **v+得** : 한국어로 의역하면 "v하는 것을"이라고 해석합니다. 뒤에 정도를 나타내는 보어가 따라옵니다.

ex) 唱得很好听 노래를 잘 부릅니다.
说得很流利 유창하게 잘 말합니다.

02 **打算+v** : "v하는 것을 계획한다."라는 뜻으로 해석됩니다. 앞으로 하고자 하는 일을 말할 때 쓰입니다.

ex) 我打算去中国 저는 중국에 갈 계획입니다.
我打算学习日语 저는 일본어를 배울 계획입니다.

03 **怎么** : "어떻게"의 뜻으로 쓰입니다.

ex) 这个怎么做? 이것은 어떻게 합니까?
东大门怎么走? 동대문은 어떻게 갑니까?

04 **不好意思** : "실례합니다"의뜻으로 해석되며, 죄송함의 정도별로 다음과 같습니다.

ex) 对不起。 죄송합니다.(강)
抱歉。 미안합니다.(중)
不好意思。 실례했습니다.(약)

05 **再** : "다시"의 의미로 쓰입니다.

ex) 再见 다시 만나요, 또 만나요
再做一遍 다시 해보다

06 **一遍** : "한번"의 의미로 쓰입니다.

ex) 一遍 한번
两遍 두번
三遍 세번

04 패턴연습

제시된 단어를 응용해서 연습해보세요.

01

大夫 dàifu　这药 zhèyào　这菜 zhècài　那酒店 nà jiǔdiàn

A: ______________________怎么样?

______________________zěnme yàng?

02

双眼皮手术 shuāngyǎnpí shǒushù　隆胸手术 lóngxiōng shǒushù

A: 我打算做______________________哪位医生比较好?

Wǒ dǎsuàn zuò ______________________nǎ wèi yīshēng bǐjiào hǎo?

B: 金大夫做得最好。

Jīn dàifu zuò de zuìhǎo.

03

非常不好 fēicháng bùhǎo　不错 búcuò　很好 hěnhǎo　很不好 hěn bùhǎo　挺好的 tǐng hǎo de

B: 金大夫做得______________________。

Jīn dàifu zuò de ______________________.

04

手术室 shǒushùshì　检查室 jiǎncháshì　注射室 zhùshèshì　酒店 jiǔdiàn　食堂 shítáng

A: 请问、______________________怎么走?

Qǐngwèn? ______________________zěnme zǒu?

B: 不好意思、我没听懂，请再说一遍。

Bùhǎoyìsī, wǒ méi tīngdǒng, qǐng zài shuō yí biàn.

05 대화연습 제시된 글에 맞게 중국어로 써보세요.

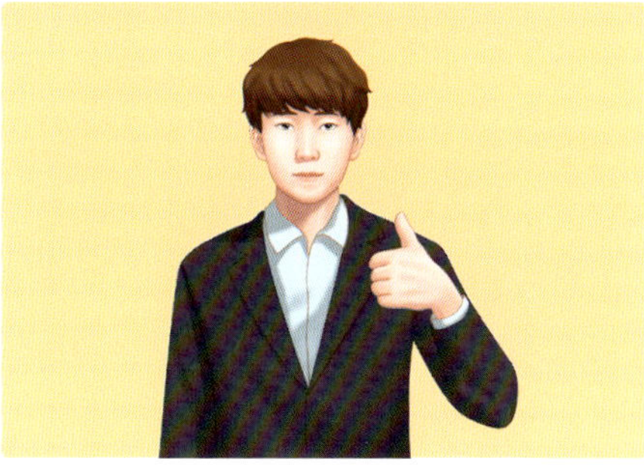

A: ______________________________
(북경성형외과 어떤가요?)

B: ______________________________
(아주 좋아요)

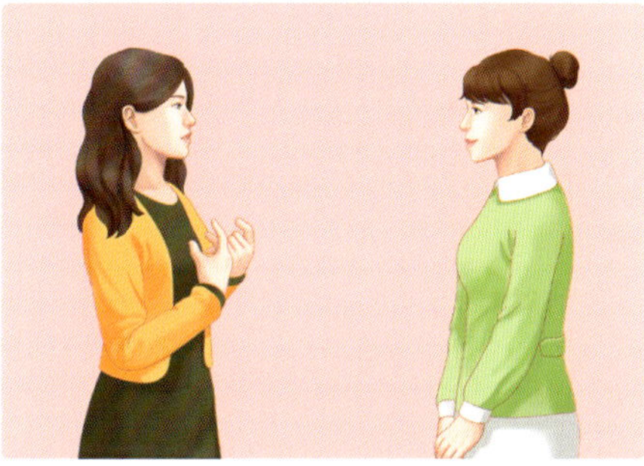

A: ______________________________
(가슴확대술을 하려고 하는데 누가 잘 하나요?)

B: ______________________________
(김 선생님이 잘해요)

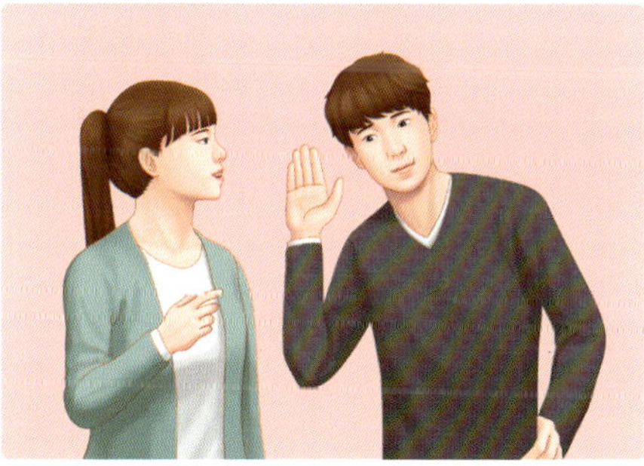

A: ______________________________
(북경성형외과를 어떻게 가요?)

B: ______________________________
(잘못 알아들었어요. 다시 말씀해주세요.)

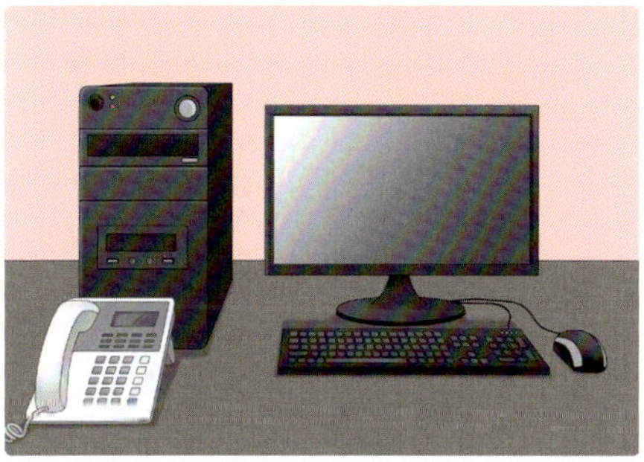

A: ______________________________
(북경성형외과에 어떻게 예약해요?)

B: ______________________________
(전화예약하거나 혹은 인터넷으로 예약해요.)

06 듣기연습

다음 녹음을 듣고 중국어로 써보세요.

01

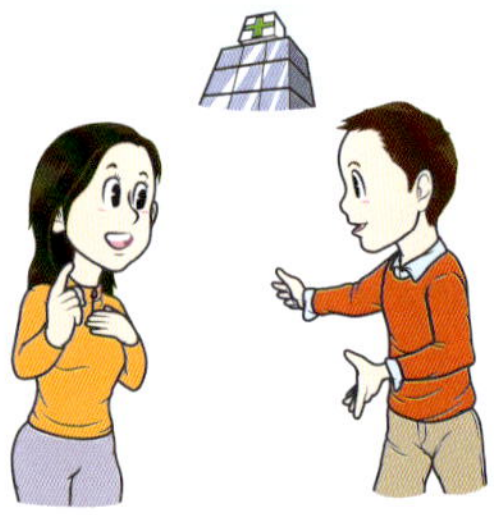

A: ______

B: ______

A: ______

B: ______

A: ______

B: ______

A: ______

B: ______

02

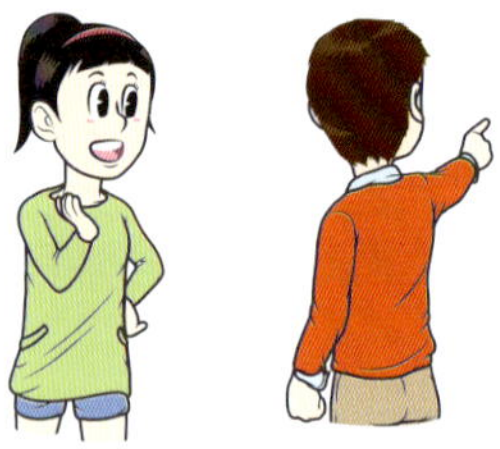

A: ______

B: ______

A: ______

B: ______

A: ______

B: ______

06 듣기연습

다음 녹음을 듣고 중국어로 써보세요.

03

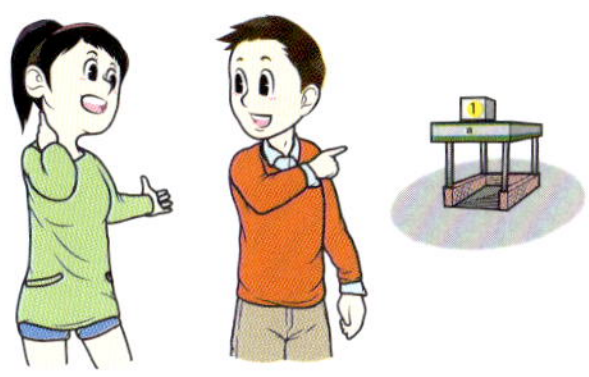

A: ______________________

B: ______________________

A: ______________________

B: ______________________

A: ______________________

B: ______________________

A: ______________________

B: ______________________

第15单元 15

手术室在哪儿?

수술실이 어디입니까?

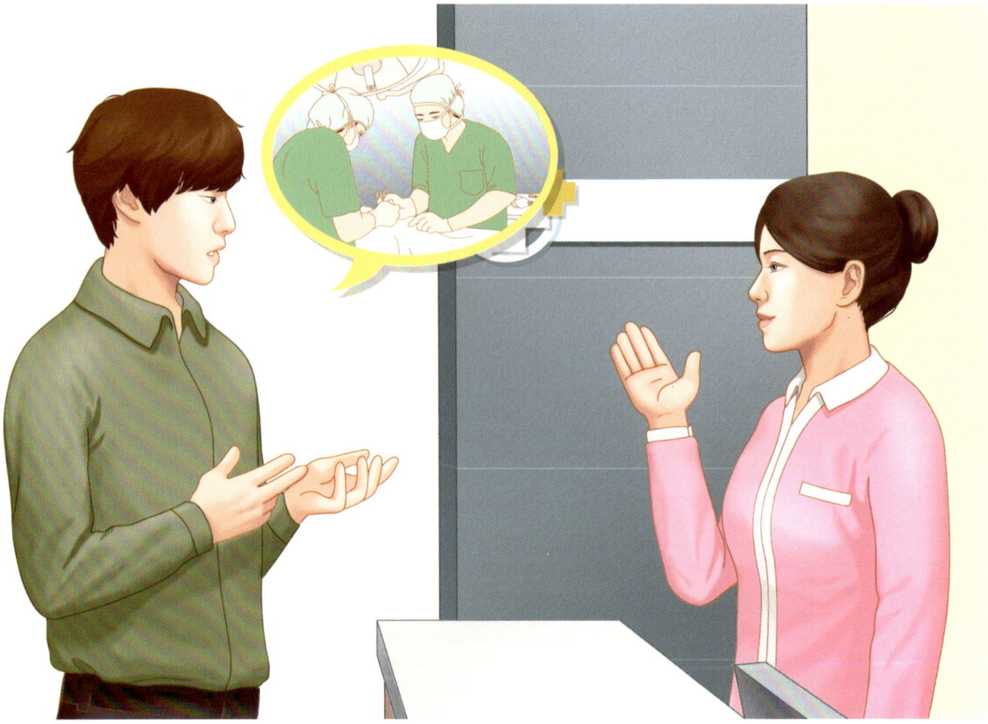

문법 ① 在…방위사 ② 到A

제15단원은 환자가 병원에서 수술실, 접수처, 검사실을 찾아가는 상황에 사용할 수 있는 표현방법을 배우게 된다. 환자응대에 있어서 가장 중요한 것이 위치 설명임으로 잘 숙지하는 것이 중요하다. 이 단원에서는 방위사 구문인 在…방위사, "A에 도착하다"의 到A 등의 사용방법을 익히도록 한다. 짧은 문장이지만 발음에 유의하며 연습하도록 하자.

01 生词

01 前台 [qiántái] [명]카운터
02 输液 [shūyè] [동] 링거를 맞다. 수액을 놓다
03 旁边 [pángbiān] [명] 옆. 곁. 근처. 부근
04 楼 [lóu] [명] 층
05 层 [céng] [명] 층
06 啊 [à] [감] (경탄 · 감탄 등을 나타내어) 오!
07 挂号 [guàhào] [동] 등록하다. 접수시키다. 수속하다
08 电梯 [diàntī] [명] 엘리베이터
09 对面 [duìmiàn] [명] (~儿) 맞은편. 건너편. 반대편
10 地方 [dìfang] [명] 지방. 장소. 곳
11 边 [biān] [명] (물체의) 변두리. 가장자리. (물체에 가까운) 주위. 근방. 쪽
12 右 [yòu] [명] 우측. 오른쪽
13 左 [zuǒ] [명] 왼쪽. 좌측
14 后 [hòu] [형] 뒤의. 후의
15 前 [qián] [명] 바로 앞. 정면
16 抽血 [chōuxuè] [동] 피를 뽑다
17 心电图 [xīndiàntú] [명] 심전도
18 明白 [míngbai] [동] 알다. 이해하나

02 课文

#1

A 请问、这里是前台吗？
Qǐng wèn, zhèlǐ shì qiántái ma?
실례합니다. 여기가 카운터입니까?

B 是的。您有什么事吗？
Shì de. nín yǒu shénme shì ma?
그렇습니다. 무슨 일이십니까?

A 我要去手术室、手术室在哪儿？
Wǒ yào qù shǒushùshì, shǒushùshì zài nǎr?
저는 수술실에 가려 합니다. 수술실이 어디입니까?

B 手术室在二楼、输液室的旁边[1]。
Shǒushùshì zài èrlóu, shūyèshì de pángbiān.
수술실은 2층에 있습니다. 수액실 옆에 있습니다.

A 谢谢您。
Xièxie nín.
감사합니다.

B 不用谢[2]。
Búyòng xiè.
별말씀을요.

02 课文

#2

A 请问、在哪儿挂号？
Qǐngwèn, zài nǎr guàhào?
실례합니다. 어디서 접수합니까?

B 在一楼前台。
Zài yī lóu qiántái.
1층 카운터 입니다.

A 前台在哪儿？
Qiántái zài nǎr?
카운터는 어디에 있습니까?

B 前台在一楼、电梯的右边。
Qiántái zài yī lóu, diàntī de yòubian.
카운터는 1층에 있습니다, 엘리베이터 오른쪽 입니다.

A 谢谢。
Xièxie.
감사합니다.

02 课文

#3

A 我要去做抽血检查、检查室在哪儿?
Wǒ yào qù zuò chōuxuè jiǎnchá, jiǎncháshì zài nǎr?
저는 혈액채취 검사를 하러 가려 합니다. 검사실에 어떻게 갑니까?

B 检查室在二号楼的一层。
Jiǎncháshì zài èrhàolóu de yì céng.
검사실은 2호 건물의 1층에 있습니다.

A 什么? 请慢一点儿说。
Shénme? qǐng màn yìdiǎr shuō.
네? 천천히 말해 주세요.

B 这里是一号楼、检查室在二号楼的一层。
Zhèlǐ shì yíhàolóu, jiǎncháshì zài èrhàolóu de yì céng.
이곳은 1호 건물 입니다, 검사실은 2호 건물의 1층에 있습니다.

A 啊! 明白了。那么心电图检查室在什么地方? 我要先做抽血检查、然后再做心电图检查。
A ! míngbai le. nàme xīndiàntú jiǎncháshì zài shénme dìfang ? wǒ yào xiān zuò chōuxuèjiǎnchá, ránhòu zài zuò xīndiàntújiǎnchá.
아! 알겠습니다. 그렇다면 심전도 검사실은 어느 곳에 있습니까? 저는 혈액채취 검사를 먼저 하고, 그다음에 심전도 검사를 받으려고 합니다.

B 您到了抽血室就能找到心电图室、心电图室就在抽血室旁边。
Nín dàole chōuxuèshì jiù néng zhǎodào xīndiàntúshì, xīndiàntúshì jiù zài chōuxuèshì pángbiān.
당신은 혈액채취실에 도착하면 심전도실을 바로 찾을 수 있을 것 입니다. 심전도실은 바로 혈액채취검사실 옆입니다.

A 谢谢您。
Xièxie nín.
감사합니다.

B 不用客气。
Búyòng kèqi.
별말씀을요.

03 문법

01 在…방위사 : 방위를 나타내는 명사를 방위사라고 한다. 방위사에는 前、后、左、右、对、旁 등이 있습니다.

ex）首尔医院在首尔站旁边。 서울병원은 서울역 옆에 있습니다.

他家在我家对面。 그의 집은 우리집 맞은 편에 있습니다.

02 到A : "A에 도착하다"는 뜻입니다. 평소에 쓰일 때에는 "A로 가세요"의 의역의 뜻으로 많이 쓰입니다.

ex）到飞机场。 공항에 도착합니다.(공항으로 가세요).

到医院门口。 병원 입구에 도착합니다.(병원 입구로 가세요).

04 패턴연습

제시된 단어를 응용해서 연습해보세요.

01

前边	后边	左边	右边	对面
qiánbian	hòubian	zuǒbian	yòubian	duìmiàn

A: 我要去手术室，手术室在哪儿？

wǒ yào qù shǒushùshì, shǒushùshì zài nǎr?

B: 手术室在二楼______________、输液室的。

Shǒushùshì zài èrlóu, shūyèshì de ______________.

02

不用谢	没事	不客气	别客气
búyòng xiè	méishì	bú kèqì	bié kèqì

A: 谢谢您。

Xièxie nín.

B: ____________________。

____________________.

05 대화연습 제시된 글에 맞게 중국어로 써보세요.

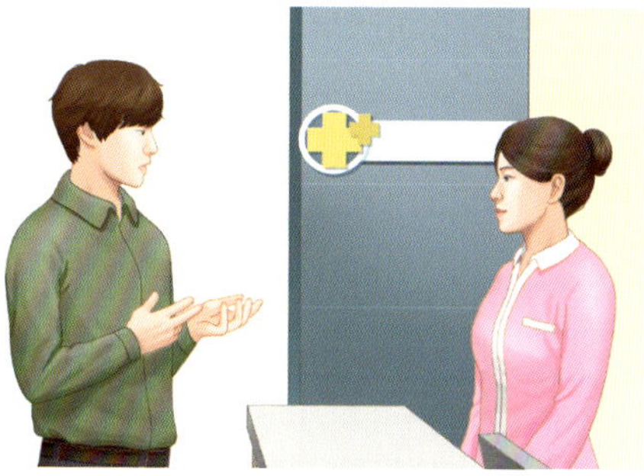

A: ______________________________

(여기가 데스크입니까?)

B: ______________________________

(네, 무슨 일이십니까?)

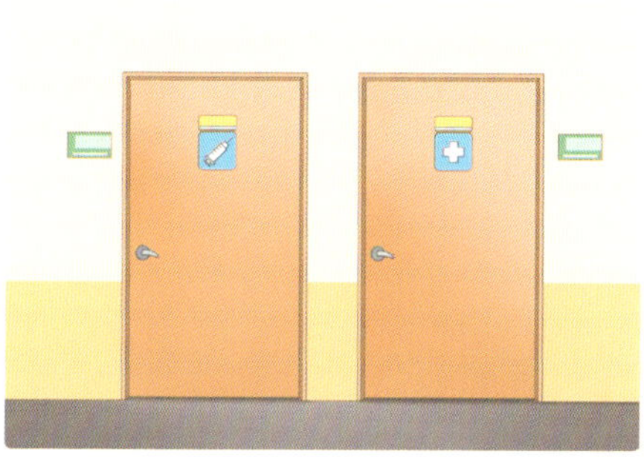

A: ______________________________

(주사실에 가려고 합니다 주사실이 어디 있습니까?)

B: ______________________________

(주사실은 치료실 옆에 있습니다.)

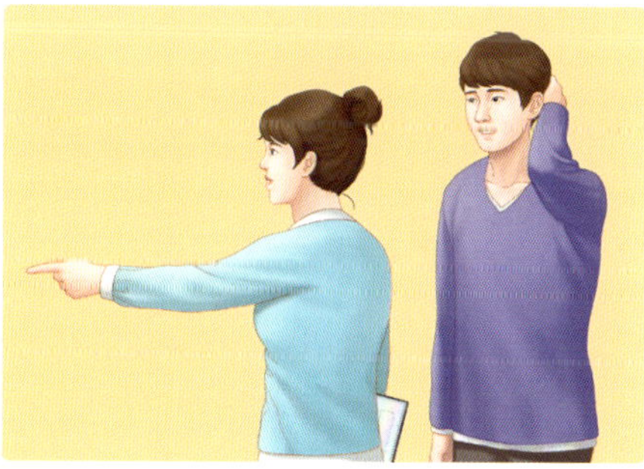

A: ______________________________

(피 뽑으러 가려고 하는데 어떻게 갑니까?)

B: ______________________________

(앞으로 130미터 가시고 오른쪽으로 돌아가면 바로 있습니다.)

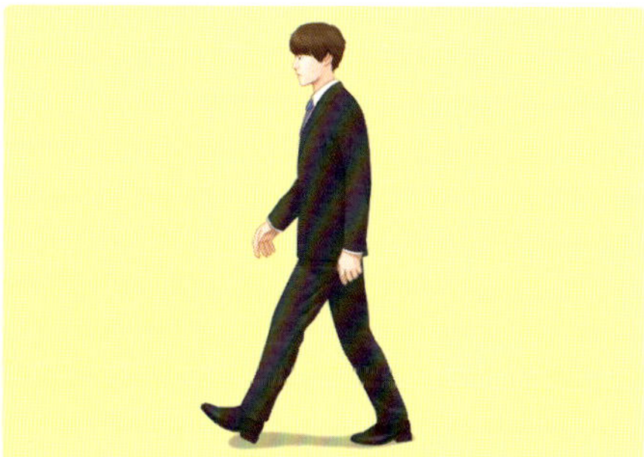

A: ______________________________

(여기서부터 얼마나 걸립니까?)

B: ______________________________

(걸어서 8분입니다.)

06 듣기연습

다음 녹음을 듣고 중국어로 써보세요.

01

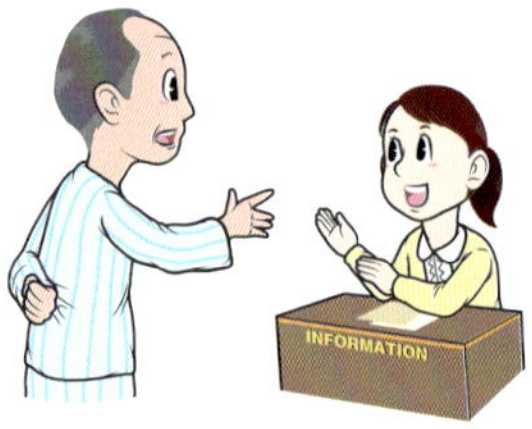

A: ____________________

B: ____________________

A: ____________________

B: ____________________

A: ____________________

B: ____________________

02

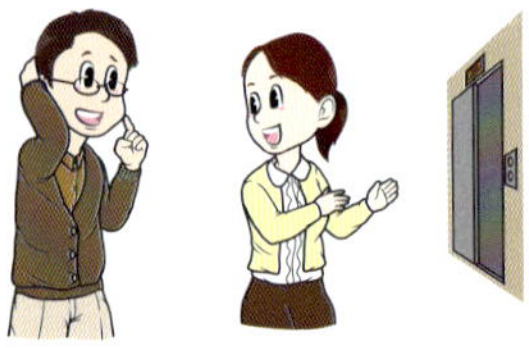

A: ____________________

B: ____________________

A: ____________________

B: ____________________

A: ____________________

06 듣기연습

다음 녹음을 듣고 중국어로 써보세요.

03

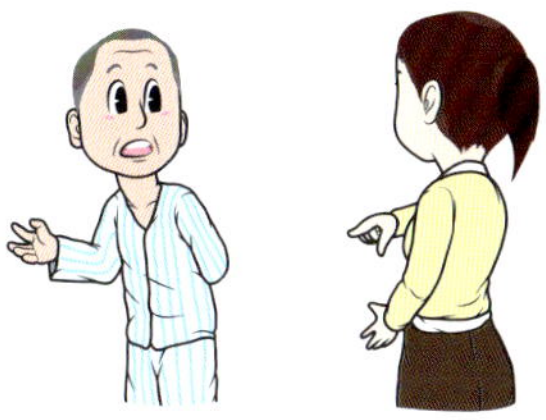

A: ____________________

B: ____________________

A: ____________________

B: ____________________

A: ____________________

B: ____________________

A: ____________________

B: ____________________

A: ____________________

B: ____________________

第16单元 16

如果我吃东西的话、会有什么后果？

만약 제가 음식을 먹는다면 어떤 결과가 생깁니까?

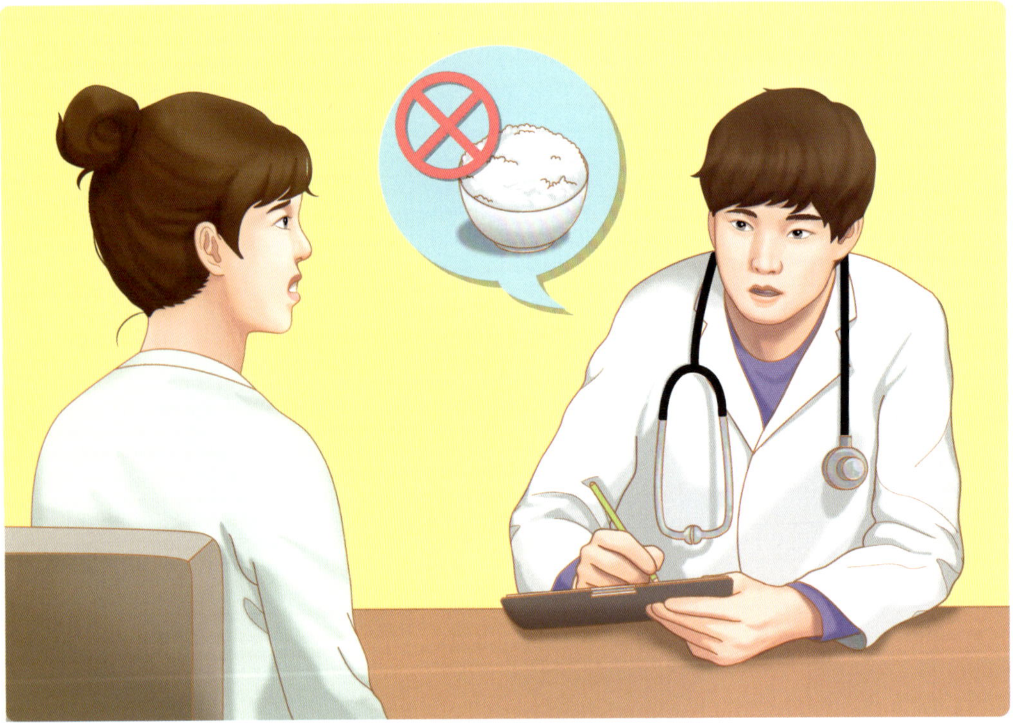

문 법 ① 如果~的话 ② 打一针 ③ 过A后~ ④ 需要

제16단원은 수술 전, 수술 중, 수술 후에 의료인과 환자가 나누는 대화 상황중에 사용할 수 있는 표현방법을 배우게 된다. 수술 전에 환자에게 주의사항을 말해주는 것과, 수술 중에 환자 마취를 하는 상황, 그리고 수술 후 환자를 안정시켜줄 수 있는 대화 내용이므로 잘 알고 있는 것이 중요하다. 이 단원에서는 "만약" 이라는 뜻의 如果~的话, 그리고 "A가 지난 후 ~"를 의미하는 过A后~ 등의 사용방법을 익히도록 한다. 짧은 문장이지만 발음에 유의하며 연습하도록 한다.

01 生词

01 术前 [shùqián] [명] 수술 전
02 告诉 [gàosu] [동] 말하다. 알리다
03 准备 [zhǔnbèi] [명] [동] 준비, 준비하다
04 事情 [shìqing] [명] 일, 사건
05 开始 [kāishǐ] [동] 시작되다. 개시하다
06 禁食 [jìnshí] [동] 금식하다
07 禁饮 [jìnyǐn] [동] 마시는 것을 금하다
08 麻醉 [mázuì] [동] 마취하다
09 如果 [rúguǒ] [접] 만약, 만일
10 会 [huì] [동] …할 가능성이 있다. …할 것이다
11 后果 [hòuguǒ] [명] 결과. 뒷일
12 话 [huà] [명] 말. 이야기
13 的话 [de huà] …한다면
14 发生 [fāshēng] [동] 발생하다.
15 可 [kě] [동] …해도 좋다. …할 수 있다
16 误吸 [wùxī] [동] 잘못 들여 마셔지다
17 呕吐 [ǒutù] [동] 구토하다
18 危险 [wēixiǎn] [형] [명] 위험하다. 위험
19 情况 [qíngkuàng] [병] 상황. 정황. 형편. 사정
20 躺 [tǎng] [동] 눕다. 드러눕다
21 手术台 [shǒushùtái] [동] 수술대
22 针 [zhēn] [명] 바늘. 침
23 成功 [chénggōng] [동] 성공하다. 이루다
24 效果 [xiàoguǒ] [명] 효과
25 腿 [tuǐ] [명] 다리
26 麻 [má] [형] 마비되다. 저리다.
27 担心 [dānxīn] [동] 염려하다. 걱정하다.
28 一段时间 [yíduànshíjiān] [명] 얼마간의 시간
29 下床 [xiàchuáng] [동] 침대에서 내려오다
30 恢复 [huīfù] [동] 회복하다. 회복되다
31 辛苦 [xīnkǔ] [형] 고생스럽다. 수고롭다. 고되다
32 祝你早日康复[zhùnǐzǎorìkāngfù] 신속한 쾌유를 기원합니다
33 洗澡 [xǐzǎo] [동] 목욕하다. 몸을 씻다
34 吸烟 [xīyān] [동] 담배를 피다. 흡연하다
35 饮酒 [yǐnjiǔ] [동] 술을 마시다. 음주하다
36 发热 [fārè] [동] 온도가 올라가다. 열에너지를 발생하다. 발열하다
37 心电图检查 [xīndiàntújiǎnchá] [명] 심전도검사
38 需要 [xūyào] [동] 필요하다. 욕망. 요구
39 应该 [yīnggāi] [동] …해야 한다. …하는 것이 마땅하다
40 动 [dòng] [동] (사물이) 움직이다. 흔들리다
41 疼 [téng] [형] 아프다
42 数 [shǔ] [동] 세다. 헤아리다
43 感觉 [gǎnjué] [동] 느끼다
44 绝对 [juéduì] [부] 완전히. 절대로. 반드시
45 卧床 [wòchuáng] [동] 침대에 눕다
46 休息 [xiūxi] [동] 휴식을 취하다. 쉬다
47 决定 [juédìng] [동] 결정하다
48 周 [zhōu] [명] 주. 주일
49 年 [nián] [양] 년. 해
50 发烧 [fāshāo] [동] [의학] 열이 나다
51 就 [jiù] [부] 비로 곧

02 课文

#1 <术前　Shù qián　수술 전>

A 您好、我告诉您一下术前应该准备的事情。
Nín hǎo, wǒ gàosu nín yíxià shùqián yīnggāi zhǔnbèi de shìqíng.
안녕하세요. 저는 당신에게 수술 전 마땅히 준비해야 할 사항을 알려주겠습니다.

B 好的。
Hǎo de.
네.

A 您在手术前不要吃东西[1]、也不要喝水。
Nín zài shǒushù qián búyào chī dōngxi, yě búyào hēshuǐ.
당신은 수술 전 음식을 먹지말고 물도 마시지 마세요.

B 从什么时候开始禁食、禁饮？
Cóng shénme shíhòu kāishǐ jìnshí, jìnyǐn?
언제부터 금식과 마시지 않는 것을 시작합니까?

A 在麻醉前十二个小时内禁食、四个小时内禁饮。
Zài mázuì qián shier gè xiǎoshí nèi jìnshí, sì gè xiǎoshí nèi jìnyǐn.
마취 전 12시간 내에 금식을 하시고 4시간 내에 마시는 것을 금합니다.

B 那么长时间啊！如果我吃东西的话、会有什么后果？
Nàme cháng shíjiān ā! rúguǒ wǒ chī dōngxi de huà, huì yǒu shén me hòuguǒ?
그렇게나 긴 시간입니까! 만약 제가 음식을 먹는다면 어떤 결과가 생깁니까?

A 如果您术前吃东西的话可能会发生误吸、呕吐等危险情况。
Rúguǒ nín shùqián chī de huà kě fāshēng wùxī, ǒutǔ de wēixiǎn qíngkuàng.
만약 당신이 수술 전 먹는다면 잘못 들여마셔지고, 구토하는 위험한 상황이 발생 할 수 있습니다.

02 课文

B 好的、我听您的话。
Hǎo de, wǒ tīng nín de huà.
네. 저는 당신의 말을 듣겠습니다.

#2 <在手术室 Zài shǒushùshì 수술실에서>

A 请躺在手术台上、不要动。
Qǐng tǎng zài shǒushùtái shàng, búyào dòng.
수술대에 누워주세요. 움직이지 마세요.

现在给您做麻醉、我会给您打一针、可能会有点儿疼。
Xiànzài gěi nín zuò mázuì, wǒ huì gěi nín dǎ yī zhēn, kěnéng huì yǒudiǎnr téng.
지금 당신에게 마취를 해드리겠습니다, 당신에게 주사를 놓겠습니다, 조금 아플 수 있습니다.

疼吗？
Téng ma?
아픕니까?

B 不疼。
Bùténg.
아프지 않습니다.

…

A 请从一数到十。
Qǐng cóng yī shǔ dào shí.
1부터 10까지 세어 주세요

B 一二三四五六。。。
Yī èr sān sì wǔ liù ...
일이삼사오육…

02 课文

A 麻醉成功了、咱们开始做手术吧。
Mázuì chénggōng le, zánmen kāishǐ zuò shǒushù ba.
마취가 성공했습니다. 저희는 수술을 시작합시다.

#3 <术后 Shùhòu 수술 후>

A 先生、手术做完了。您感觉怎么样？
Xiānshēng, shǒushù zuò wán le. gǎnjué zěnmeyàng?
선생님, 수술이 끝났습니다. 느낌이 어떻습니까?

B 挺好的、手术效果怎么样？
Tǐnghǎo de, shǒushù xiàoguǒ zěnmeyàng?
꽤 좋습니다. 수술 결과는 어떻습니까?

A 手术效果非常好。您的腿感觉怎么样？
Shǒushù xiàoguǒ fēicháng hǎo. nín de tuǐ gǎnjué zěnmeyàng?
수술 결과는 매우 좋습니다. 당신의 다리 감각은 어떻습니까?

B 还是有一点麻。
Háishì yǒuyìdiǎn má.
아직 약간 마비되어 있습니다.

A 不用担心、过一段时间[2]后会好的。如果您想呕吐[3]的话请告诉我。
Búyòng dānxīn, guò yí duàn shíjiān hòu huì hǎo de. rúguǒ nín xiǎng ǒutù de huà qǐng gàosù wǒ.
걱정하지 마세요. 얼마간의 시간이 흐른 뒤 좋아질 것입니다. 만약 당신은 구토가 하고 싶어진다면 저에게 알려주세요.

02 课文

B 我什么时候可以下床？
Wǒ shénme shíhòu kěyǐ xiàchuáng?
저는 언제부터 침대에서 내려가도 됩니까?

A 您先需要绝对卧床休息、然后看看您的恢复情况、再决定吧。
Xiān kànkàn nín de huīfù qíngkuàng, ránhòu zánmen zài juédìng ba.
먼저 당신의 회복 상황을 보고 그 후에 저희는 다시 말해봅시다.

B 行。大夫您辛苦了。谢谢您。
Xíng.Dàifū nín xīnkǔ le. xièxie nín.
좋습니다. 의사선생님 수고하셨습니다. 감사합니다.

A 祝你早日康复。
Zhù nǐ zǎorì kāngfù.
당신의 신속한 쾌유를 기원합니다.

03 문법

01 如果~的话 : "만약" 이라는 뜻으로 쓰입니다.

ex) 如果您疼的话，就告诉我。만약 당신이 아프시다면, 저에게 알려주세요.

如果您没有现金的话，刷卡也可以。만약에 당신이 현금이 없다면, 카드결제도 괜찮습니다.

02 打一针 : " 바늘로 한번 찌르겠습니다."라고 의역 되며, 동사와 명사 사이에 숫자를 넣어 횟수를 알려줍니다.

ex) 喝一杯 : 한 컵을 마십니다.

睡一觉 : 한 숨 잡니다.

03 过A后~ : "A가 지난 후 ~ "라고 해석 됩니다.

ex) 请您过一年后再过来做心电图检查。 1년 후 다시 오셔서 심전도 검사를 하세요.

我过一会儿后去找你。 잠시 후에 당신을 찾아 갈게요.

04 需要 : "필요하다"라는 뜻으로 쓰입니다

ex) 你需要什么？ 당신은 무엇이 필요합니까?

这手术需要时间。이 수술은 시간이 필요합니다.

04 패턴연습 제시된 단어를 응용해서 연습해보세요.

01 吃东西 动 洗澡 下床 吸烟 饮酒
chī dōngxi dòng xǐzǎo xiàchuáng xīyān yǐnjiǔ

您在手术前不要__________、也不要喝水。

Nín zài shǒushù qián búyào__________, yě búyào hēshuǐ.

02 一段时间 两周 一个月 一年
Yíduànshíjiān liǎngzhōu yīgèyuè yīnián

过__________后会好的。

Guò__________hòu huì hǎo de.

03 想呕吐 发烧 发热想去卫生间
xiǎng ǒutù fāshāo fārè xiǎngqùwèishēngjiān

您__________的话、请告诉我。

Nín__________de huà qǐng gàosù wǒ.

05 대화연습 제시된 글에 맞게 중국어로 써보세요.

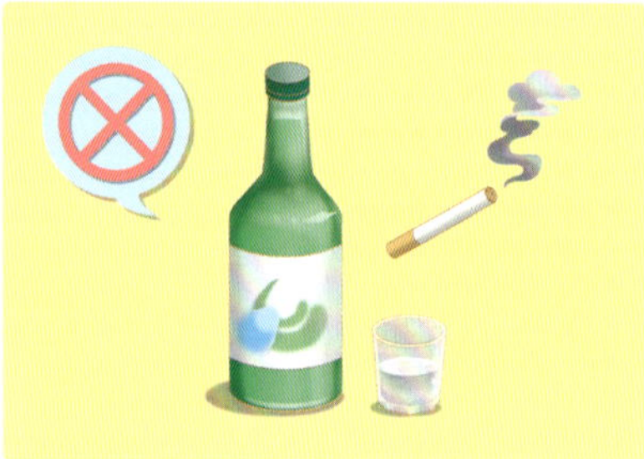

A: ______________________________

(오늘부터 음주와 흡연을 하시면 안됩니다.)

B: ______________________________

흡연을 하면 어떤 결과가 생기죠?)

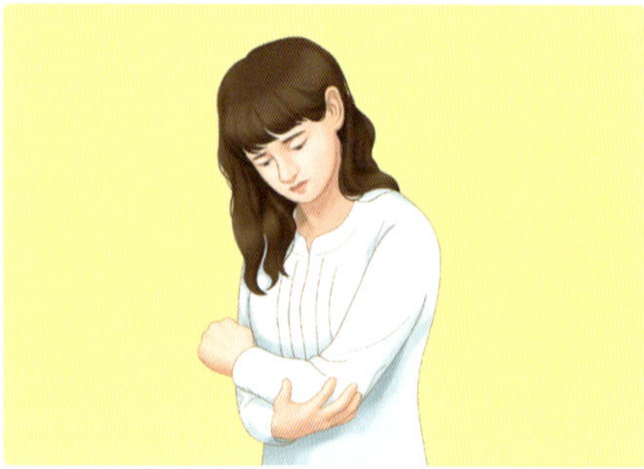

A: ______________________________

(당신의 팔의 느낌은 어떻습니까?)

B: ______________________________

(아직도 조금 아픕니다.)

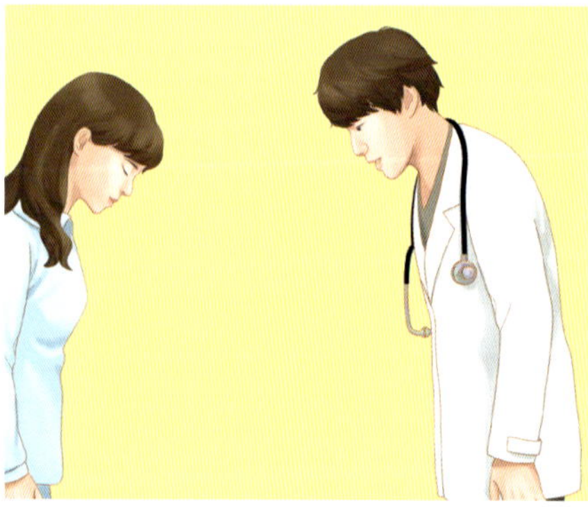

A: ______________________________

(선생님 수고 하셨습니다. 감사합니다.)

B: ______________________________

(속히 회복되기를 기원합니다.)

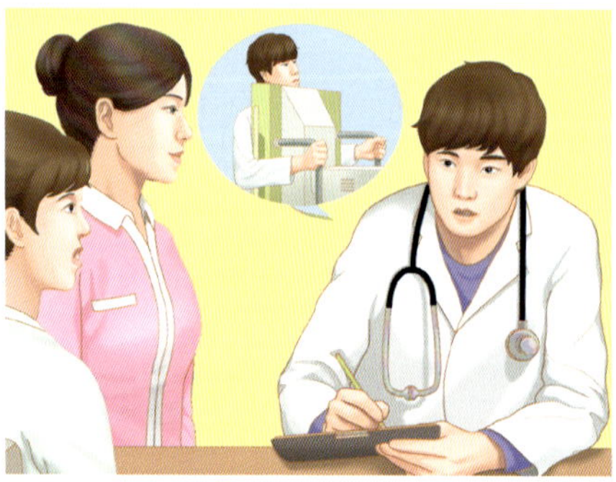

A: ______________________________

(당신에게 퇴원 전에 준비해야 될 사항을 알려드리겠습니다)

B: ______________________________

(3개월 후에 X레이 검사하러 오십시오.)

06 듣기연습

다음 녹음을 듣고 중국어로 써보세요.

01

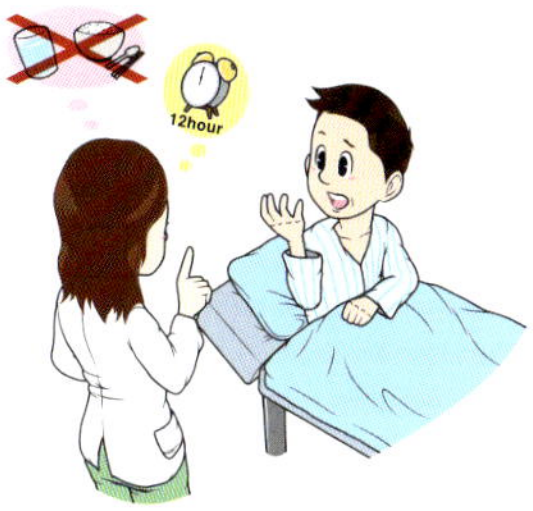

A: ______________________

B: ______________________

A: ______________________

B: ______________________

A: ______________________

B: ______________________

A: ______________________

B: ______________________

02

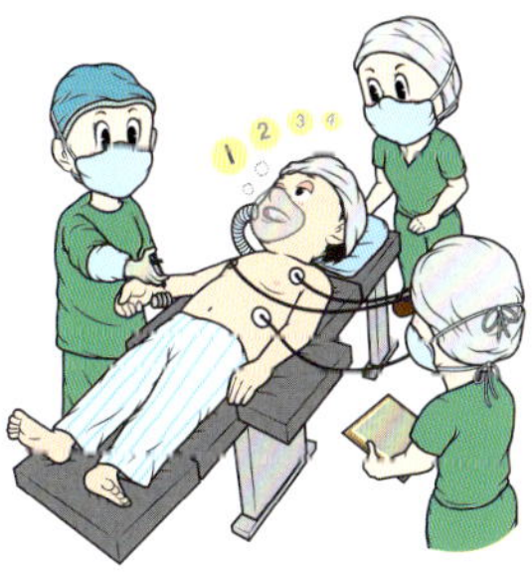

A: ______________________

B: ______________________

A: ______________________

B: ______________________

A: ______________________

06 듣기연습

다음 녹음을 듣고 중국어로 써보세요.

03

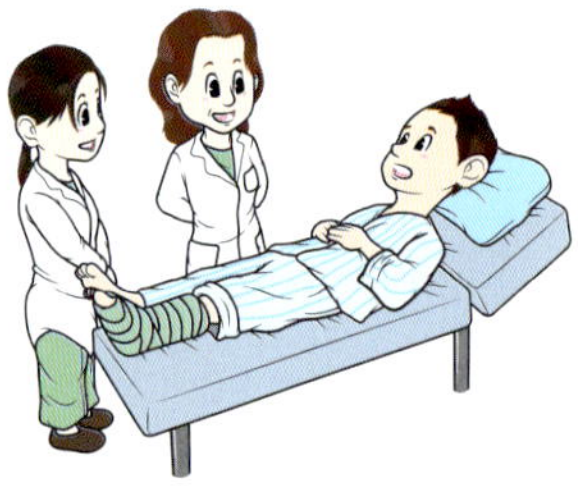

A: ______________________

B: ______________________

A: ______________________

B: ______________________

A: ______________________

B: ______________________

A: ______________________

B: ______________________

A: ______________________

第17单元 17

我是第一次来这里看病的.

저는 처음 진료 받으러 왔습니다.

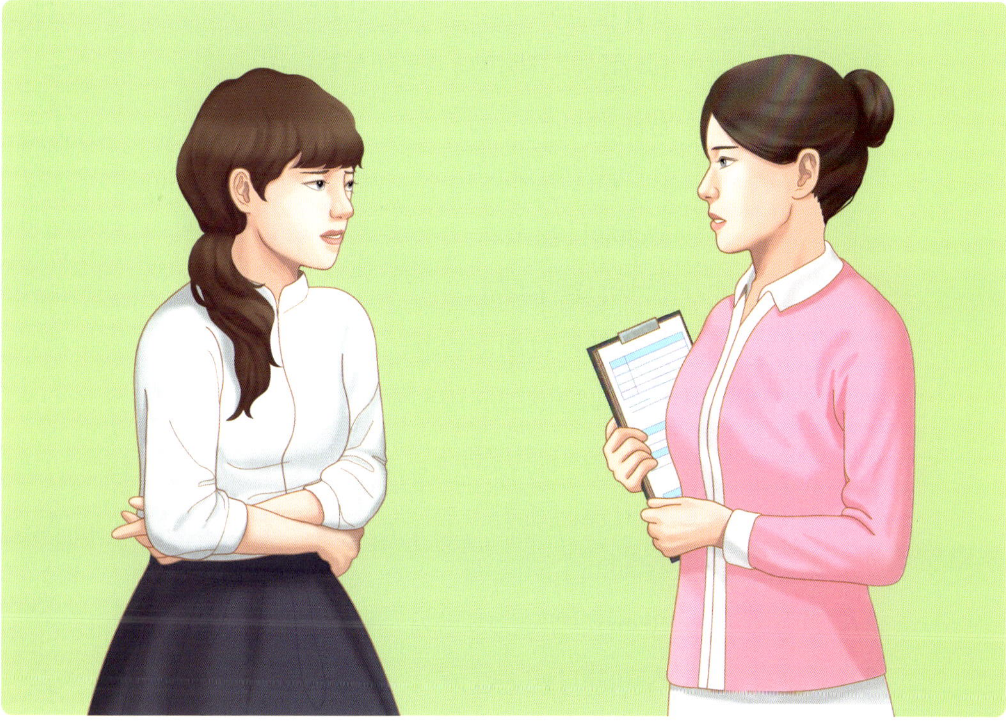

문법 ① s来+v ② v+完+n了 ③ 给 ④ 多+a

제17단원은 환자가 병원에 와서 진료를 받기 위해 찾아가는 상황과 받기 위해서 기다리고 있는 상황에 사용할 수 있는 표현 방법을 배우게 된다. 환자가 병원에서 진료를 받기 전까지 일어날 수 있는 상황이다. 이 단원에서는 "s가 와서 v하다"를 뜻하는 s来+v, "n를 v 끝마치다"를 뜻하는 v+完+n了, "~에게"를 뜻하는 给 등의 사용방법을 익히도록 한다. 짧은 문장이지만 발음에 유의하며 연습하도록 하자.

01 生词

01 就诊 [jiùzhěn] [동] (의사에게 가서) 진찰받다
02 张丽丽 [Zhānglìli] [인] 장리리
03 科 [kē] [명] 과
04 肚子 [dùzi] [명] (사람이나 동물의) 복부
05 牙 [yá] [명] 이
06 内科 [nèikē] [명] 내과
07 外科 [wàikē] [명] 외과
08 儿科 [érkē] [명] 소아과
09 妇产科 [fùchǎnkē] [명] 산부인과
10 牙科 [yákē] [명] 치과
11 专家 [zhuānjiā] [명]전문가
12 戴 [dài] [동] 착용하다
13 眼镜 [yǎnjìng] [명] 안경
14 单子 [dānzi] [명] 명세서. 증서
15 时间 [shíjiān] [명] 시간
16 腰 [yāo] [명] 허리
17 脚 [jiǎo] [명] 발
18 手 [shǒu] [명] 손
19 头 [tóu] [명] 머리
20 位 [wèi] [양] 분. 명(공경의 뜻을 내포함)
21 挂号单 [guàhàodān] [명] 접수장
22 诊断证明书 [zhěnduàn zhèngmíngshū] [명]진단증명서
23 交 [jiāo] [동] 건네다. 건네주다. 넘기다. 내다. 제출하다. 맡기다

02 课文

#1

A 您有什么事?
Nín yǒu shénme shì?
당신은 무슨 일이 있습니까?

B 我来看病。
Wǒ lái kànbìng.
저는 친찰 받으려 합니다.

A 您预约了吗?
Nín yùyuē le ma?
당신은 예약 했습니까?

B 我没预约、我是第一次来这里看病的。
Wǒ méi yùyuē, wǒ shì dì yī cì lái zhèlǐ kàn bìng de.
저는 예약하지 않았습니다. 저는 처음 진료받으러 왔습니다.

A 您叫什么名字?
Nǐ jiào shénme míngzi?
당신의 이름은 무엇입니까?

B 我叫张丽丽。
Wǒ jiào Zhānglìlì.
저는 장리리라고 합니다.

A 您要看什么科?
Nǐ yào kàn shénme kē?
당신은 무슨 과를 진찰받으려 합니까?

B 我肚子[1]疼、要看内科专家。
Wǒ dùzǐ téng, yào kàn nèikē zhuānjiā.
저는 배가 아픕니다. 저는 내과 전문가에게 진찰 받으려 합니다.

A 好的。已经给您挂完号了。您去内科找安大夫吧。
Hǎo de. Yǐjīng gěi nín guà wán hào le.Nǐ qù nèikē zhǎo Āndàifu ba.
네. 이미 접수했습니다. 당신은 내과에 가서 안 의사선생님을 찾으세요.

02 课文

#2

A 请问、哪位是内科[2]的安大夫？

Qǐng wèn, nǎ wèi shì nèikē de Ān dàifu?

실례합니다. 당신이 내과의 안 의사선생님 입니까?

B 戴眼镜的那位就是安大夫、请给我您的挂号单。

Dài yǎnjìng de nàwèi jiùshì Ān dàifu, qǐng gěi wǒ nín de guàhàodān.

안 의사선생님은 안경을 쓴 의사 선생님입니다. 저에게 당신의 접수장을 주세요.

A 好、这是挂号单。

Hǎo, zhèshì guàhàodān.

네. 이것이 접수장 입니다.

B 请在这儿等一下。

Qǐng zài zhèr děng yíxià.

당신은 여기서 좀 기다려 주세요.

A 要等多长时间？

Yào děng duōcháng shíjiān?

얼마나 기다려야 합니까?

B 大约二十分钟。

Dàyuē èrshí fēnzhōng.

대략 20분 정도 입니다.

A 知道了、谢谢。

Zhīdào le, xièxie.

알겠습니다. 감사합니다.

03 문법

01 S来+N : "S가 와서 V 하다."라는 뜻으로 쓰이며, 일반적으로 구어체에 쓰입니다.

ex) 您来看一下。 와서 보세요.

我来做手术。 제가 수술을 하겠습니다.

(이 경우는 '오다'라는 말이 생략)

02 V+完+N了 : "N를 V끝마치다."라는 뜻으로 쓰입니다.

ex) 我做完手术了。 수술을 (하던 것을) 끝마치다.

我交完钱了。 돈을 내는 것을 끝마치다.

03 给 : "~에게" 라는 뜻으로 쓰입니다.

A给B = A가 B에게

ex) 我给您诊断证明书。 제가 진단증명서를 당신에게 주겠습니다.

您给他说一下。 당신이 그에게 말해주세요.

04 多+a : "얼마나"의 뜻으로 쓰입니다. 형용사 앞에 쓰이며, 多少의 준말로써의 문형의 성격을 띕니다.

ex) 多大？ 얼마나 큽니까?

多远？ 얼마나 멉니까?

04 패턴연습

제시된 단어를 응용해서 연습해보세요.

01 牙 头 肚子 手 脚 腰
yá tóu dùzi shǒu jiǎo yāo

A: 你要看什么科?

Nǐ yào kàn shénme kē?

B: 我____________疼、我要看内科专家。

Wǒ____________téng, wǒ yào kàn nèikē zhuānjiā.

02 内科 外科 妇产科 儿科 牙科
nèikē wàikē fùchǎnkē érkē yákē

B: 请问、哪谁是____________的安大夫?

Qǐngwèn, nǎ shéi shì ____________ de Ān dàifu?

A: 戴眼镜的那位就是安大夫、请给我您的挂号单。

Dài yǎnjìng de nàwèi jiùshì Ān dàifu, qǐng gěi wǒ nín de guàhàodān.

05 대화연습 제시된 글에 맞게 중국어로 써보세요.

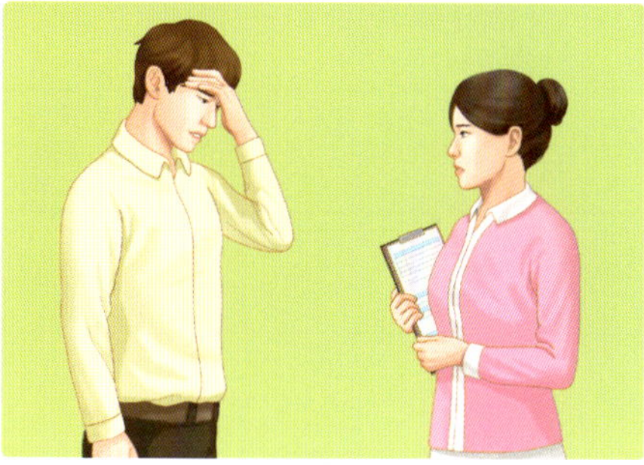

A: ______________________________

(어떻게 오셨어요?(무슨 일이세요?)

B: ______________________________

(열이 나고 머리가 아픕니다.)

A: ______________________________

(예약하셨나요? 처음오신거예요?)

B: ______________________________

(아니요. 두 번째 왔어요.)

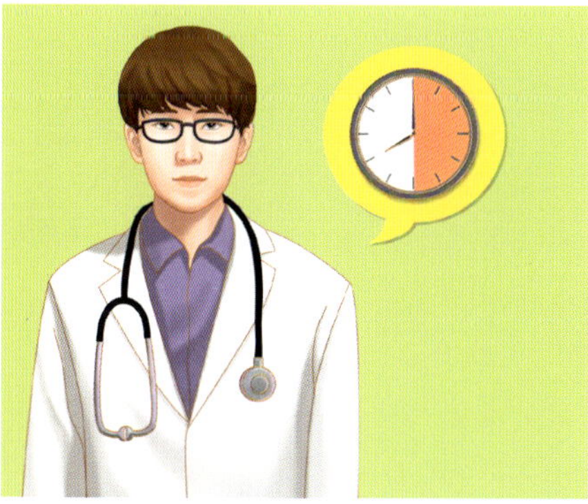

A: ______________________________

(안 선생님이 누구세요?)

B: ______________________________

(안경을 끼신 분이세요.)

A: ______________________________

(얼마나 기다려야 되나요?)

B: ______________________________

(대략 30분 정도 기다리셔야 돼요.)

06 듣기연습

다음 녹음을 듣고 중국어로 써보세요.

01

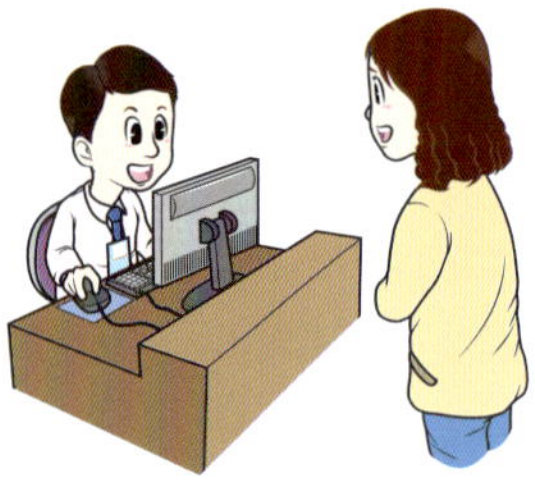

A: ______

B: ______

A: ______

B: ______

A: ______

B: ______

A: ______

B: ______

A: ______

02

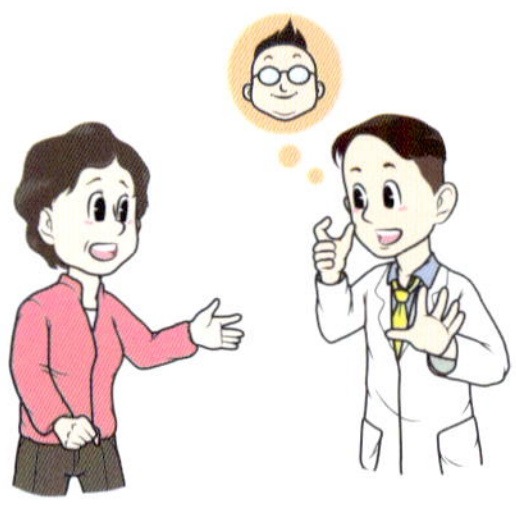

A: ______

B: ______

A: ______

B: ______

A: ______

B: ______

A: ______

第18单元 18

咱们先做检查，好吗？

저희는 먼저 검사를 하는 게 어떻습니까?

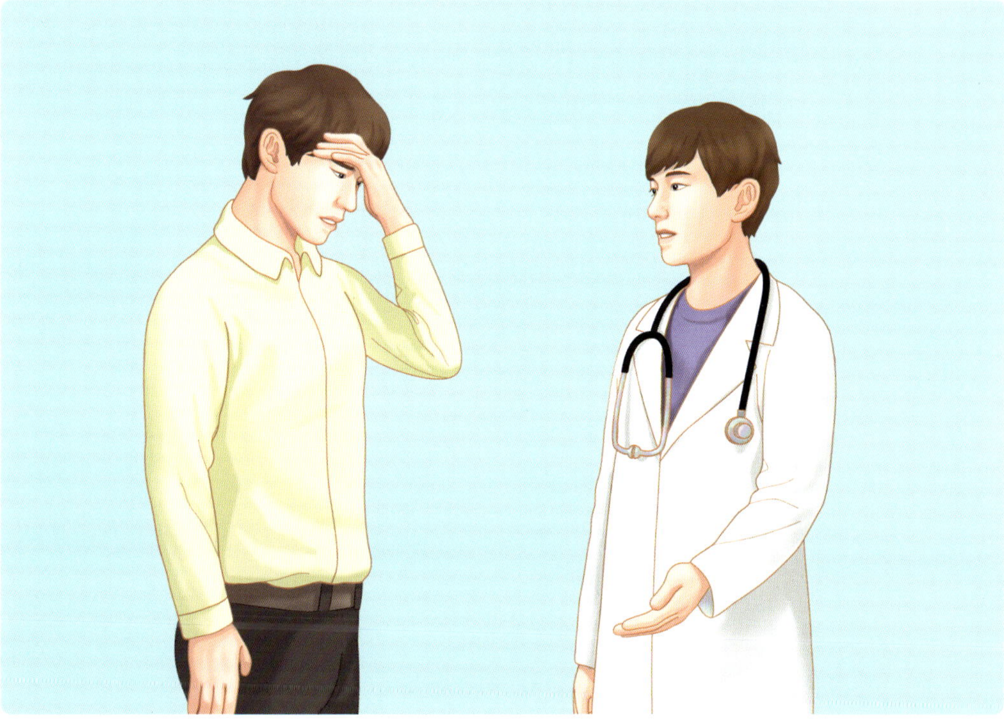

문법 ① 好像 ② 最 ③ 晚上 ④ 38.6 ⑤好吗? ⑥ 总共 ⑦ 70800韩元 ⑧拿A去B ⑨ 吧?

제18단원은 의사가 진료를 하는 상황과 환자가 의료비를 지불하는 상황 그리고 검사실에서 사용할 수 있는 표현 방법을 배우게 된다. 진료실 상황에서는 많이 볼 수 있는 감기 환자를 예로 들어서 질문하는 상황을 제시한다. 이 단원에서는 "아마도 ~인 것 같다"를 뜻하는 好像, "최고"를 뜻하는 最, 그리고 38.6과 같이 소수점이 있는 숫자를 읽는 법 등의 사용방법을 익히도록 한다. 짧은 문장이지만 발음에 유의하며 연습하도록 하자.

01 生词

01 门诊 [ménzhěn] [명] 진찰(진료)
02 呼吸 [hūxī] [동] 호흡하다. 숨을 쉬다
03 呼吸内科 [hūxī nèikē] [명] 호흡기내과
04 心内科 [xīn nèikē] [명] 순환기내과. 심장내과
05 消化内科 [xiāohuànèikē] [명] 소화기 내과
06 咳嗽 [késou] [동] 기침하다
07 好像 [hǎoxiàng] [부] 마치 …과 같다(비슷하다)
08 最 [zuì] [부] 가장. 제일
09 低 [dī] [형] 낮다
10 收银台 [shōuyíntái] [명] 계산대(counter)
11 总共 [zǒnggòng] [부] 모두. 전부
12 血液 [xuèyè] [명] 혈액. 피
13 X线 [X xiàn] [명] X레이
14 银联 [yínlián] [명] 중국은행연합
15 当然 [dāngrán] [명] 당연하다
16 分次付 [fēncìfù] [동] 분할 지불하다
17 付款 [fùkuǎn] [동] 돈을 지불하다
18 收据 [shōujù] [명] 영수증
19 血常规 [xuèchángguī] [명] 혈액검사
20 包括 [bāokuò] [동] 포함하다. 포괄하다
21 拿 [ná] [동] (손으로) 쥐다. 잡다. 가지다
22 张 [zhāng] [양] 장. [종이나 가죽 등을 세는 단위]
23 少 [shǎo] [형] 적다
24 零 [líng] [수] 0, 영
25 大使馆 [dàshǐguǎn] [명] 대사관
26 行李 [xíngli] [명] 짐. 여행짐. 수화물(手貨物)
27 售票 [shòupiào] [동] 표를 팔다. 매표하다

02 课文

#1 <门诊 ménzhěn 외래>

A 您好、我是呼吸内科[1]的俞大夫。
Nín hǎo, wǒ shì hūxīnèikē de Yú dàifu.
안녕하세요. 저는 호흡기내과의 유 의사입니다.

B 大夫、您好。
Dàifu, nínhǎo.
의사선생님 안녕하세요.

A 您哪儿不舒服？
Nín nǎr bù shūfu?
당신은 어디가 불편합니까?

B 我发烧、咳嗽、好像感冒了。
Wǒ fāshāo, késou, hǎoxiàng gǎnmào le.
저는 열이 나고, 기침을 합니다. 마치 감기에 걸린 듯합니다.

A 发热最高[2]多少度？
Fārè zuì gāo duōshǎo dù?
열이 최고 몇 도입니까?

B 昨天晚上是38. 6度。
Zuótiān wǎnshàng shì sānshíbā diǎn wǔ dù.
어젯밤에 38.6도 였습니다.

A 那么高、咱们先做一下检查、好吗？
Nàme gāo, zánmen xiān zuò jiǎnchá, hǎo ma?
그렇게 높습니까. 우리 먼저 검사를 해봅시다. 어떻습니까?

02 课文

#1

B 做什么检查呢?
Zuò shénme jiǎnchá ne?
어떤 검사를 합니까?

A 血常规检查。您先到收银台交检查费、然后再去一楼的抽血检查室。
Xuèchángguījiǎnchá. nín xiān dào shōuyíntái jiāo jiǎncháfèi, ránhòu zài qù yī lóu de chōuxuèjiǎncháshì.
혈액검사를 합니다. 당신은 먼저 수납처에 가서 검사비를 내고, 그 다음 다시 1층의 검사실로 가세요.

B 行。谢谢您。
Xíng. xièxie nín .
네. 감사합니다.

#2

<收银台 Shōuyíntái 수납처>

A 您好。
Nínhǎo.
안녕하세요.

B 您好、我要交检查费、总共多少钱?
Nínhǎo, wǒ yào jiāo jiǎncháfèi, zǒnggòng duōshǎoqián?
저는 검사비를 내려 합니다. 총 얼마입니까?

A 您的检查费包括X线和血液检查、一共70, 800韩元。
Nín de jiǎncháfèi bāokuò X xiàn hé xuèyèjiǎnchá, yígòng qī wàn ling bā bǎi hányuán.
당신의 검사비는 X-ray와 혈액검사를 포함하여 총 70800원 입니다.

B 能刷银联卡吗? 我没有现金。
Néng shuā yínliánkǎ ma? wǒ méiyǒu xiànjīn.
은련카드도 가능합니까? 저는 현금이 없습니다.

02 课文

#2

A 当然可以。您要一次付还是分期付？
Dāngrán kěyǐ. Nín yào yícì fù háishì fēnqì fù?
당연 가능합니다. 당신은 일시불을 원합니까 아니면 할부로 원하십니까?

B 我要一次付款。
Wǒ yào yícì fùkuǎn.
저는 한번에 다 내겠습니다.

A 好了。请拿这张收据去检查室[3]。
Wán le. Ná zhè zhāng shōujù qù jiǎncháshì.
다 됐습니다. 이 영수증을 갖고 검사실에 가십시오.

B 谢谢您。
Xièxie nín.
감사합니다.

#3

〈检查室 Jiǎncháshì 검사실〉

A 你好。这里是检查室吧？这是我的检查单。
Nǐ hǎo. Zhèlǐ shì jiǎncháshì ba? Zhè shì wǒ de jiǎnchádān.
안녕하세요. 여기가 검사실이죠? 당신께 이 명세서를 드립니다.

B 好的、您贵姓？
Hǎo de, nín guì xìng?
네. 당신의 성이 어떻게 되십니까?

A 我姓张。我需要做X线和血液检查。
Wǒ xìng zhāng. Wǒ xūyào zuò X xiàn hé xuèyè jiǎnchá.
제 성은 장입니다. 저는 X-ray와 혈액검사가 필요합니다.

B 请您稍等一下。
Qǐng nín shāo děng yíxià.
당신은 잠시만 기다리세요.

03 문법

01 好像 : "아마도 ~인 것 같다."라는 뜻으로 쓰이며, 강한 추측을 나타내는 말입니다.

ex）她好像是中国人。 아마도 그녀는 중국인인 것 같습니다.
　　我好像得了感冒。 아마도 저는 감기 걸린 것 같습니다.

02 最 : "최고의"라는 뜻으로 쓰입니다.

ex）最大。 최고로 크다.(최대)
　　最少。 최고로 적다.(최소)

03 晚上 : 시간 정리

早上	上午	中午	下午	晚上
[zǎoshang]	[shàngwǔ]	[zhōngwǔ]	[xiàwǔ]	[wǎnshang]
아침	오전	정오	오후	저녁 17시~20시

04 38.6 : 소수점을 쓸 때는 한국어와 같이 숫자 뒤에 点이라는 말을 붙이고, 그 소수점 이하 부분은 숫자를 하나씩 말합니다.

ex）38. 6　　三十八点六
　　38. 06　　三十八点零六

05 好吗? : "~해도 괜찮습니까?" 라는 뜻으로 쓰이며, 보통 청유문에서 많이 쓰입니다.

ex）好不好？=好吗？ ~해도 괜찮습니까?

06 总共 : "모두"라는 뜻입니다.

ex）总共多少钱？ 모두 얼마입니까?
　　你们总共是几个人？ 당신은 모두 몇 명입니까?

03 문법

07 **70800韩元** : 숫자가 네 자리수 이상일 때 숫자와 숫자 사이에 0이 들어간 경우 0을 읽어줍니다.

ex) 70800 = 七万零八百
70080 = 七万零八十

08 **拿A去B** : "A을/를 가지고 B에 가다". 연동문으로 잘 쓰이는 동사 조합중 하나입니다.

ex) 拿护照去大使馆。 여권을 가지고 대사관에 갑니다.
拿好您的行李去前台交费。 짐을 가지고 데스크에 가서 비용을 지불하세요.

09 **吧?** : "~이죠?" 강한 추측을 나타내는 말로 쓰이며, 일반문의 맨 마지막에 吧?를 추가해서 씁니다.

ex) 她是您的孩子吧? 그녀는 당신의 아이 입니까?

04 패턴연습

제시된 단어를 응용해서 연습해보세요.

01 呼吸内科 心内科 消化内科 外科

hūxīnèikē xīnnèikē xiāohuànèikē wàikē.

A: 您好、我是__________________的俞大夫。

Nín hǎo, wǒshì __________________de Yú dàifu.

B: 大夫您好。

Dàifu nín hǎo.

02 高 低

gāo dī

A: 发热最__________________多少度?

Fārè zuì __________________duōshǎo dù?

B: 昨天晚上是38. 6度。

Zuótiān wǎnshang shì sānshíbā diǎn liù dù.

03 挂号单 门诊 收据 检查室 药房

guàhàodān ménzhěn shōujù jiǎncháshì yàofáng

A: 拿__________ 去 __________。

Ná__________qù __________.

B: 谢谢您。

Xièxie nín.

05 대화연습

제시된 글에 맞게 중국어로 써보세요.

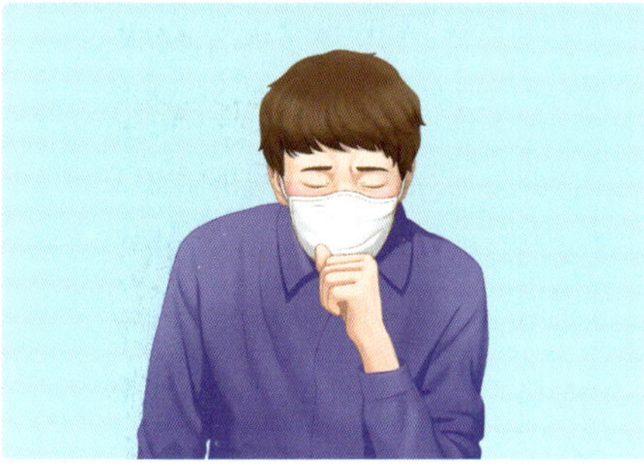

A: ____________________

(저는 소화기내과 김 의사입니다.)

B: ____________________

(네 안녕하세요.)

A: ____________________

(어디가 아프신가요?)

B: ____________________

(열이 나고 머리가 아파요. 감기 걸린 것 같아요.)

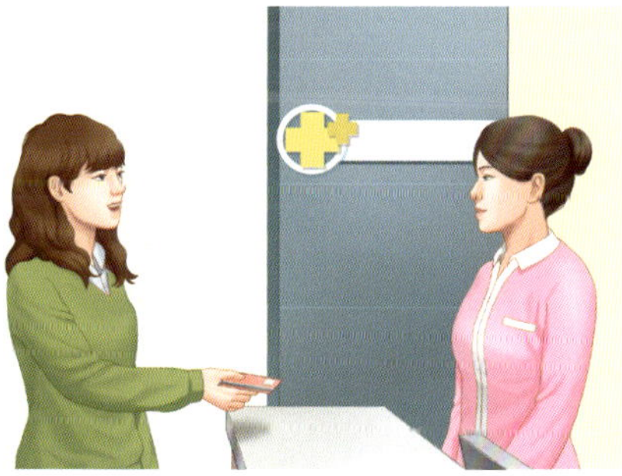

A: ____________________

(안녕하세요. 무엇을 도와드릴까요?)

B: ____________________

(입원비를 내려고 하는데요. 모두 얼마인가요?)

A: ____________________

(검사비와 입원비 합해서 30만 원입니다.)

B: ____________________

(카드결제하고 할부도 되나요?)

A: ____________________

(네 가능합니다.)

06 듣기연습

다음 녹음을 듣고 중국어로 써보세요.

01

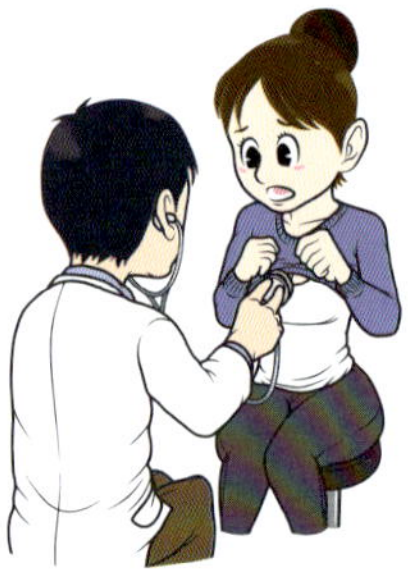

A: ____________________

B: ____________________

A: ____________________

B: ____________________

A: ____________________

B: ____________________

A: ____________________

B: ____________________

A: ____________________

B: ____________________

02

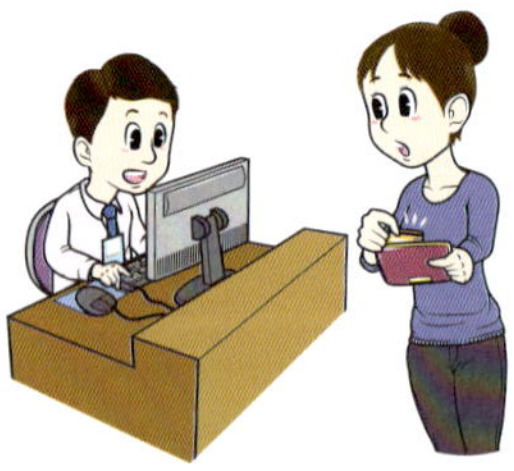

A: ____________________

B: ____________________

A: ____________________

B: ____________________

A: ____________________

B: ____________________

A: ____________________

B: ____________________

06 듣기연습

다음 녹음을 듣고 중국어로 써보세요.

03

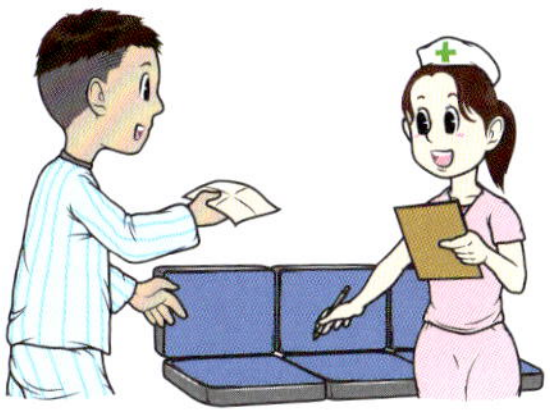

A: ____________________

B: ____________________

A: ____________________

B: ____________________

第19单元 19

请不要动。

움직이지 마세요.

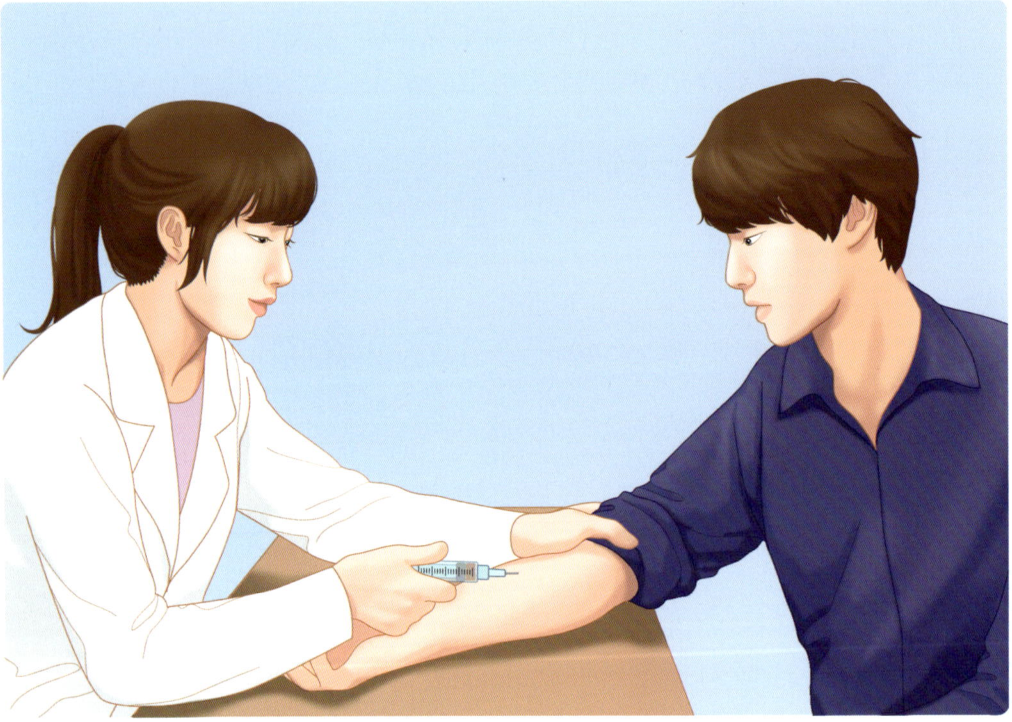

문법 ① V+出来 ② 向~ ③ V+好 ④ 一点儿都 ⑤ S1+怀疑S2+V ⑥ 一定要 ⑦ 过来

제19단원은 x-ray 검사실, 검사과 검사실, 그리고 호흡기 내과 외래 진료의 상황에서 사용할 수 있는 표현 방법을 배우게 된다. 병원 각 과에서 자주 사용하게 되는 대화 내용이다. 이 단원에서는 "v 해서 나오다"를 뜻하는 V+出来, 그리고 "반드시"라는 뜻의 一定要 등의 사용방법을 익히도록 한다. 짧은 문자이만 발음에 유의하며 연습하도록 하자.

01 生词

01 外衣 [wàiyī] [명] 겉옷. 재킷. 코트
02 脱 [tuō] [동] (몸에서) 벗다
03 金属 [jīnshǔ] [명] 금속
04 机器 [jīqì] [명] 기계. 기기
05 墙壁 [qiángbì] [명] 벽. 담장
06 向 [xiàng] [개] …을(를) 향하여
07 胸部 [xiōngbù] [명] 가슴. 흉부
08 头部 [tóubù] [명] 두부. 머리 부위
09 腰部 [yāobù] [명] 허리. 요부
10 颈部 [jǐngbù] [명] 경부. 목부위
11 深 [shēn] [형] 깊다
12 吸气 [xīqì] [동] 공기를 들이마시다. 숨을 쉬다
13 憋气 [biēqì] [동] 숨을 참다
14 物品 [wùpǐn] [명] 물품
15 拍 [pāi] [동] (사진을) 찍다. 촬영하다
16 检验科[jiǎnyànkē] [명] 검사과
17 化验 [huàyàn] [동] 화학 실험을(분석을 · 검사를) 하다
18 贵重物品 [guìzhòngwùpǐn] [명] 귀중품(Valuables)
19 正常[zhèngcháng] [형] 정상적인
20 左臂[zuǒbì] [명] 왼팔
21 伸 [shēn] [동] 펼치다. 내밀다
22 袖子 [xiùzi] [명] 소매
23 卷 [juǎn] [동] 말다. 걷다
24 消毒 [xiāodú] [동] 소독하다
25 取 [qǔ] [동] 가지다. 취하다. 찾다
26 结果 [jiéguǒ] [명] 결과. 결실
27 理想 [lǐxiǎng] [형] 이상적이다
28 白细胞 [báixìbāo] [명] 백혈구
29 稍微 [shāowēi] [부] 조금. 약간. 다소
30 怀疑 [huáiyí] [동] 의심하다
31 呼吸道 [hūxīdào] [명] 호흡 기관
32 感染 [gǎnrǎn] [동] 감염되다
33 按时 [ànshí] [부] 제때에. 시간에 맞추어
34 白血病 [báixuèbìng] [명] 백혈병
35 肺炎 [fèiyán] [명] 폐렴
36 卡 [kǎ] [명] 카드(card)
37 智牙 [zhìyá] [명] 지치. 사랑니
38 拔 [bá] [동] 뽑다. 빼다
39 先生 [xiānsheng] [명] 선생님. 씨
40 把 [bǎ] [개] …으로. …을(를) 가지고
41 出来 [chūlai] [동] (안에서 밖으로) 나오다
42 面 [miàn] [명] 얼굴. 낯
43 靠近 [kàojìn] [동] 가까이 가다. 다가가다. 접근하다
44 自由 [zìyóu] [형] 자유롭다
45 手臂 [shǒubì] [명] 팔뚝
46 起来 [qǐlai] [동] 일어서다
47 棉签 [miánqiān] [명] 면봉
48 按住 [ànzhù] 붙잡아 놓다
49 一定 [yídìng] [부] 반드시. 필히. 꼭
50 年龄 [niánlíng] [명] 연령. 나이. 연세
51 大学生 [dàxuéshēng] [명] 대학생

02 课文

#1 <X线检查室 X xiàn jiǎncháshì X-ray검사실>

A 张先生、请进。
Zhāng xiānsheng, qǐng jìn.
장선생님, 들어오세요.

A 请把您的外衣脱下来。
Qǐng bǎ nín de wàiyí tuō xiàlái.
당신의 외투를 좀 벗어주세요.

A 如果您身上有金属物品的话、请都拿出来。
Rúguǒ nín shēnshàng yǒu jīnshǔ wùpǐn de huà, qǐng dōu ná chūlái.
만약 당신의 몸에 금속의 물건이 있다면 모두 꺼내세요.

#2 A 请面向墙壁[1]、在机器前面站好。
Qǐng miànxiàng qiángbì, zài jīqì qiánmiàn zhànhǎo.
이 기계 앞에 선 후 벽쪽을 바라보세요.

B 好的。
Hǎo de.
네.

A 把您的胸部[2]靠近机器、好的、请不要动。
Bǎ nín de xiōngbù kàojìn jīqì, hǎo de, qǐng búyào dòng.
당신의 흉부를 기계에 가까이 대세요. 좋습니다. 움직이지 마세요.

02 课文

#3

A 请深吸气、憋住气。
Qǐng shēn xīqì, biē zhù qì.
숨을 깊게 마시세요, 멈추세요.

A 拍好了、现在可以自由呼吸了。
Pāi hǎo le, xiànzài kěyǐ zìyóu hūxī le .
다 찍었습니다. 자유롭게 숨을 쉬세요.

请拿好您的贵重物品。
Qǐng ná hǎo nín de guìzhòng wùpǐn.
당신의 귀중품을 잘 챙기세요.

B 谢谢您。
Xièxie nín.
감사합니다.

#4

<检验科检查室 Jiǎnyànkē jiǎncháshì 진단의학검사과 검사실>

A 我是检验科大夫、现在给您做一下血常规[3]检查。您贵姓?
Wǒ shì jiǎnyànkē dàifu, xiànzài gěi nín zuò yíxià xuèchánggui jiǎnchá. nín guì xìng?
저는 진단검사의학과 의사입니다. 나는 당신에게 혈액검사를 하겠습니다. 당신의 성이 어떻게 됩니까?

B 我姓张、给您单子。
Wǒ xìng Zhāng, gěi nín dānzi .
저의 성은 장 입니다. 당신께 명세서를 드립니다.

A 好的、我要从您的手臂上抽一下血。
Hǎo de, wǒ yào cóng nín de shǒubì shàng chōu yíxià xuè.
네. 저는 당신의 팔에서 피를 좀 뽑겠습니다.

请把您的左臂伸出来、然后把袖子卷起来。
Qǐng bǎ nín de zuǒbì shēn chūlái, ránhòu bǎ xiùzǐ juàn qǐlái.
먼저 당신의 외쪽 팔을 펴고 그다음 소매를 걷어 올려 주세요.

02 课文

B 卷好了。
Juàn hǎo le.
다 걷었습니다.

A 先给您消一下毒。
Xiān gěi nín xiāo yíxià dú.
먼저 소독을 하겠습니다.

B 大夫、这会疼吗？
Dàifu, zhè huì téng ma?
의사선생님 이것은 아픕니까?

A 一点儿都不疼。
Yì diǎnr dōu bùténg.
조금도 아프지 않습니다.

…

A 抽好了。用棉签按住三分钟、过一个小时后再来取您的结果。
Chōu hǎo le. Yòng miánqiān àn zhù sān fènzhōng, guò yí gè xiǎoshíhòu zàilái qǔ nín de jiéguǒ.
좋습니다. 다 뽑았습니다. 3분 동안 눌러 주고, 1시간이 지난 뒤에 다시 와서 당신의 결과를 찾아가세요.

02 课文

#5 <呼吸内科门诊 Hūxīnèikē ménzhěn 호흡기 내과 외래>

A 大夫我来了、我的化验结果怎么样?
Dàifu wǒ lái le, wǒ de huàyàn jiéguǒ zěnmeyàng?
의사선생님 저 왔습니다. 저의 화학검사결과는 어떻습니까?

B 您的X线结果正常、不过您的血液检查结果不太理想。
Nín de X xiàn jiéguǒ zhèngcháng, búguò nín de xuèyè jiǎnchá jié guǒ bútài lǐxiǎng.
당신의 X-ray 검사결과는 정상 입니다. 그러나 당신의 혈액검사결과가 아주 이상적이지는 않습니다.

A 怎么了?
Zěnme le?
왜그럽니까?

B 您的白细胞稍微高一些、我怀疑有呼吸道感染[4]。
Nín de báixìbāo shāowēi gāo yìxiē, wǒ huáiyí yǒu. hūxīdàogǎn rǎn.
당신의 백혈구가 약간 높습니다. 저는 당신이 호흡기 감염이 있는 것으로 의심됩니다.

A 那我应该怎么办?
Nà wǒ yīnggāi zěnme bàn?
그러면 저는 이떻게 해야 합니까?

B 我给您开三天的药、您一定要按时吃。
Wǒ gěi nín kāi sān tiān de yào, nín yídìng yào ànshí chī.
저는 당신께 3일치의 약을 처방해 드립니다. 당신은 반드시 제 시간에 드세요.

如果还是不舒服的话、就再过来找我。
Rúguǒ háishì bù shūfú de huà, jiù zài guòlái zhǎo wǒ.
그리고 당신은 불편하면 다시 저를 찾아오세요.

A 谢谢大夫。
Xièxie dàifu.
감사합니다.

03 문법

01 V+出来 : "V해서 나오다" 라는 뜻을 내포하고 있으며, 본문에서는 "꺼내다" 의역됩니다.

Ex) 请把医院卡拿出来。 병원카드를 꺼내주세요.
智牙拔出来的时候会有一点疼。
사랑니를 뽑을 때(뽑아 나오다) 조금 아플 거예요.

02 向~ : ~를 향해 보다.

Ex) 向左看。 왼쪽을 향해 보세요.
向我看。 내쪽을 향해 보세요.

03 V+好 : V+好가 쓰이면 "V를 잘했다."라는 뜻으로 쓰입니다.

Ex) 手术做好了。 수술을 끝냈습니다.
请这里写好您的姓名和年龄。 여기에 당신의 이름과 연령을 잘 적어주세요.

04 一点儿都 : "조금도" 라는 뜻입니다.

Ex) 一点儿都不冷。 조금도 춥지 않습니다.
一点儿都不贵。 조금도 안 비쌉니다.

05 S1+怀疑S2+V : "S1은 S2가 V 한(인) 것을 의심한다."라는 뜻으로 쓰입니다.

Ex) 我怀疑他不是大学生。 나는 그가 대학생이 아닌 것으로 의심합니다.

06 一定要 : "반드시" 라는 뜻으로 쓰입니다.

Ex) 您明天早上一定要来这里。 당신은 내일 아침 반드시 이곳으로 오세요.

07 过来 : "오세요" 라는 뜻입니다.

Ex) 您过来看一下这个。 이쪽으로 오셔서 이것을 봐주세요.

04 패턴연습 제시된 단어를 응용해서 연습해보세요.

01

前	后	墙壁	左	右	我
qián	hòu	qiángbì	zuǒ	yòu	wǒ

A: 请面向＿＿＿＿＿＿＿＿＿＿、在机器前面站好。

Qǐng miànxiàng qiángbì, zài jīqì qiánmiàn zhànhǎo.

B: 好的。

Hǎo de.

02

头部	颈部	胸部	腰部	手部	脚部
tóubù	jǐngbù	xiōngbù	yāobù	shǒubù	jiǎobù.

B: 把您的＿＿＿＿＿＿＿＿靠近机器、好的、请不要动。

Bǎ nín de ＿＿＿＿＿＿＿＿ kàojìn jīqì, hǎode, qǐng búyào dòng.

03

血常规	CT	MRI	X线
xuèchángguī	CT	MRI	X xiàn

A: 我是检验科大夫、我给您做一下＿＿＿＿＿＿检查。您贵姓？

Wǒ shì jiǎnyànkē dàifū, wǒ gěi nín zuò yīxià ＿＿＿＿ jiǎnchá.nín guì xìng?

B: 我姓张、给您单子。

Wǒ xìng Zhāng, gěi nín dānzi.

04

呼吸道感染	消化道感染	感染	白血病	肺炎
hūxīdàogǎnrǎn	xiāohuàdàogǎnrǎn	gǎnrǎn	báixuèbìng	fèiyán

B: 您的白细胞稍微高一些、我怀疑您有＿＿＿＿＿＿＿＿。

Nín de báixìbāo shāowēi gāo yī xiē, wǒ huáiyí nín yǒu ＿＿＿＿＿ .

05 대화연습

제시된 글에 맞게 중국어로 써보세요.

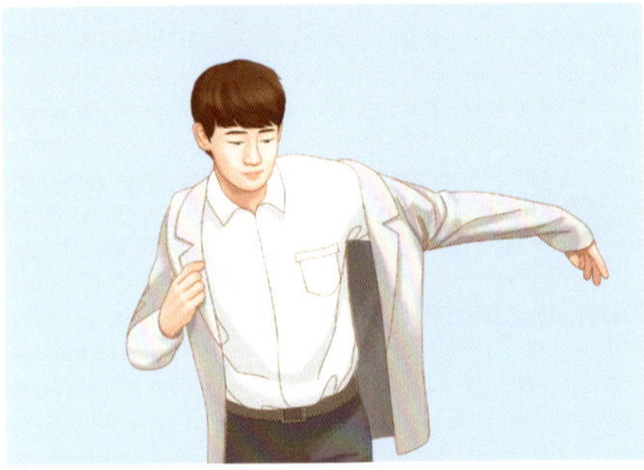

A: ________________________________

(엑스레이 검사를 하겠습니다. 외투를 벗어주세요.)

A: ________________________________

(금속물품이 있으면 모두 꺼내세요.)

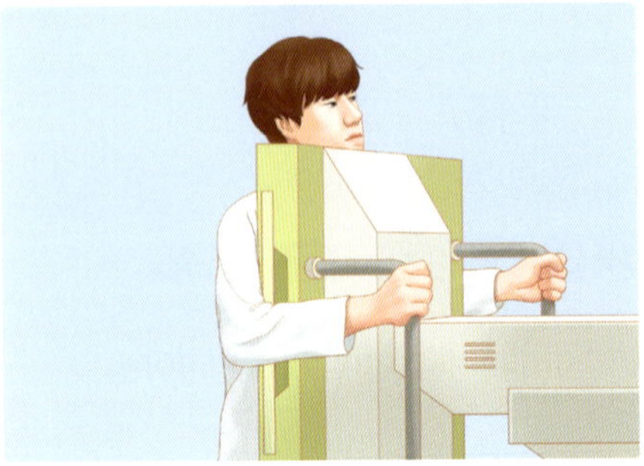

A: ________________________________

(앞쪽을 보시고 서세요.)

A: ________________________________

(허리부위를 기계에 가까이 데시고 숨을 참으세요.)

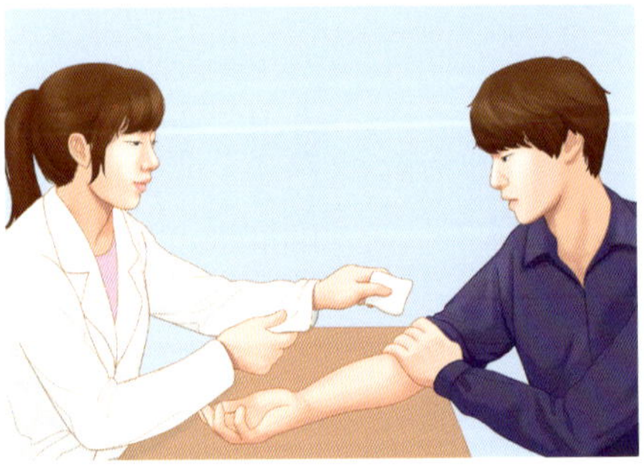

A: ________________________________

(피를 뽑겠습니다. 오른팔을 내미시고 소매를 걷으세요.)

A: ________________________________

(다됐습니다. 5분 동안 눌러주세요.)

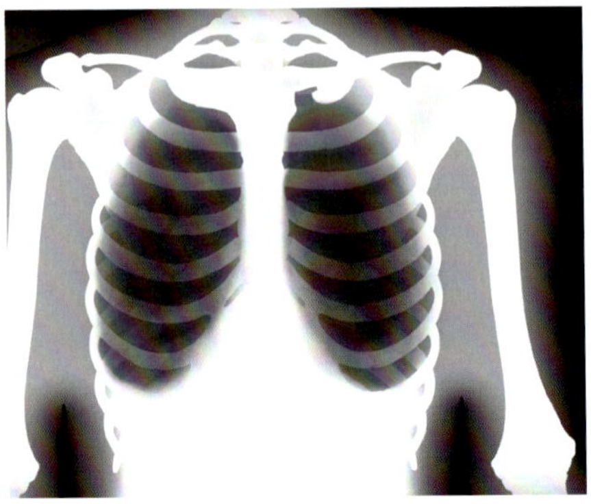

A: ________________________________

(의사선생님, 저의 X레이 검사결과가 어떻습니까?)

A: ________________________________

(그렇게 좋지는 않습니다. 폐렴이 의심됩니다.)

06 듣기연습

다음 녹음을 듣고 중국어로 써보세요.

01

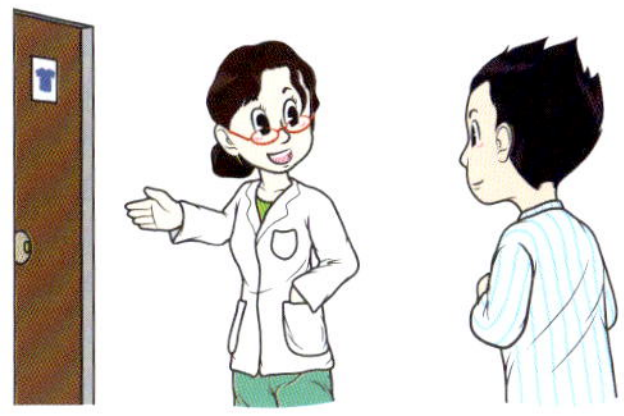

A: ______________________________

A: ______________________________

A: ______________________________

02

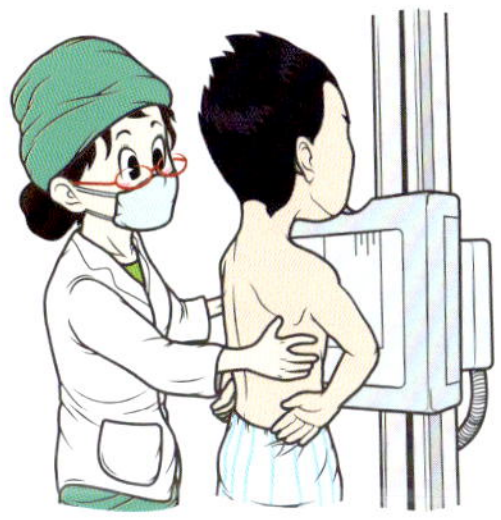

A: ______________________________

B: ______________________________

A: ______________________________

03

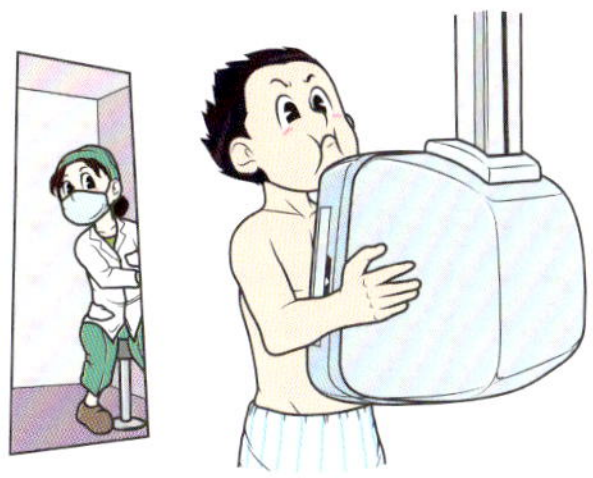

A: ______________________________

A: ______________________________

B: ______________________________

06 듣기연습

다음 녹음을 듣고 중국어로 써보세요.

04

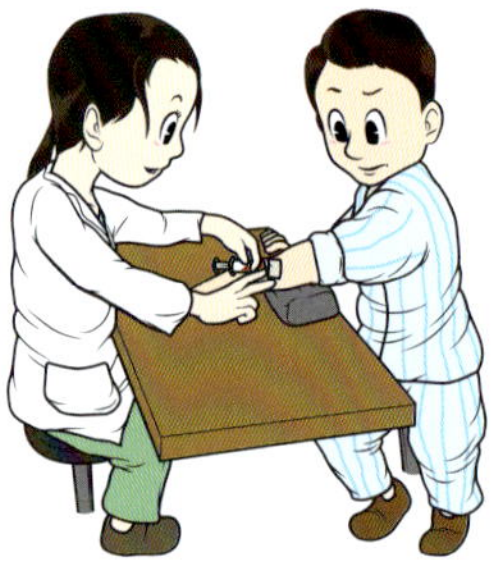

A: ______________________

B: ______________________

A: ______________________

B: ______________________

A: ______________________

B: ______________________

A: ______________________

A: ______________________

05

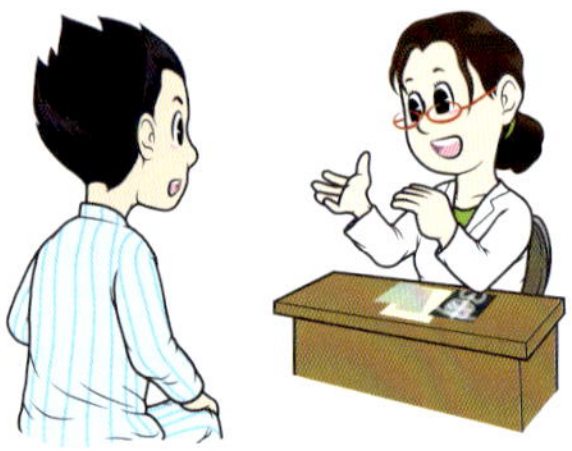

A: ______________________

B: ______________________

A: ______________________

B: ______________________

A: ______________________

B: ______________________

A: ______________________

第20单元 20

医院介绍

병원소개

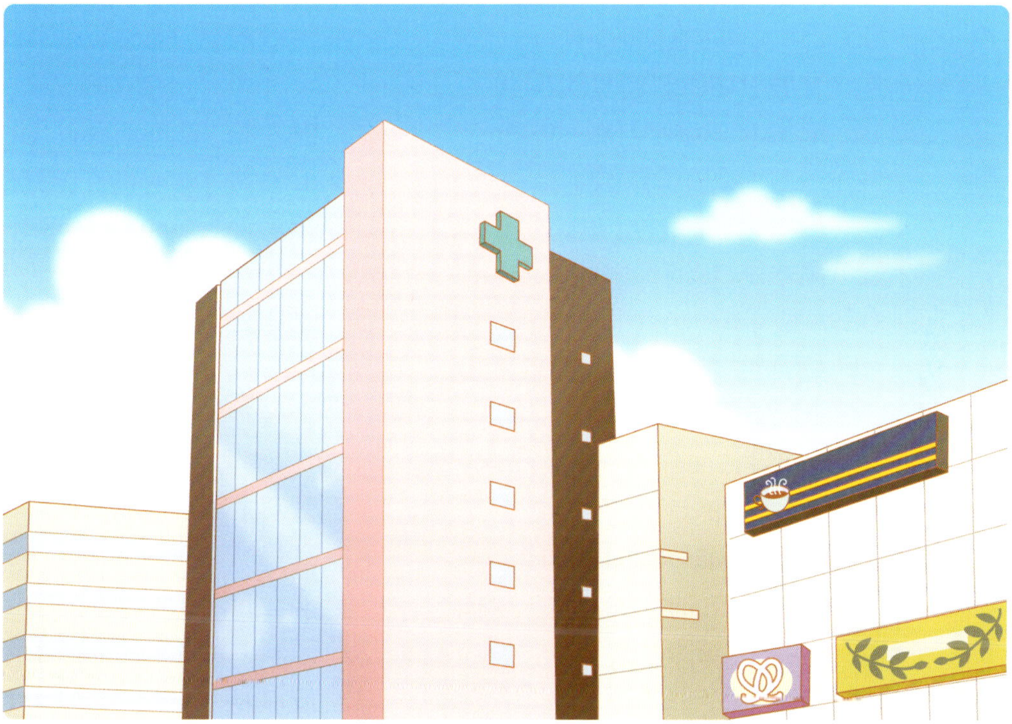

문 법 ① 在~下 ② 为 ③ 余

제20단원은 병원 소개문을 통해서 각 과의 명칭과 병원 구성 요소들의 표현방법을 배우게 된다. 그리고 앞에서 배운 문법들을 복습하면서 응용할 수 있는 내용들을 포함하고 있다. 이 단원에서 제시하는 기본 틀을 기초로 각 병원을 소개하는 방법을 익히도록 한다. 짧은 문장이지만 발음에 유의하며 연습하도록 하자.

01 生词

01 共同 [gòngtóng] [형] 공동의. 공통의
02 努力 [nǔlì] [동] 노력하다. 힘쓰다. 열심히 하다
03 已 [yǐ] [부] 이미. 벌써
04 发展 [fāzhǎn] [동] 발전하다
05 成为 [chéngwéi] [동] …이(가) 되다. …(으)로 되다
06 国内 [guónèi] [명] 국내
07 高水平 [gāoshuǐpíng] 높은 수준
08 大型 [dàxíng] [형] 대형의
09 综合性 [zōnghéxìng] [명] 종합성, 총괄적
10 核定 [hédìng] [동] 심사(조사)하여 결정하다
11 床位 [chuángwèi] [명] 침상
12 门急诊 [ménjízhěn] [명] 외래와 응급실
13 余 [yú][형]남짓하다
14 出院 [chūyuàn] [동사] 퇴원하다
15 病人 [bìngrén] [명] 환자. 병자
16 学科 [xuékē] [명] 학문의 분야(영역). 학과
17 齐全 [qíquán] [형] 완전히 갖추다. 완비하다. 완벽히 갖추다
18 拥有 [yōngyǒu] [동] 보유하다. 소유하다. 가지다. 지니다
19 临床 [línchuáng] [명] 임상
20 医技 [yījì] [명] 의술
21 科室 [kēshì] [명] 각 과(科)와 실(室)의 통칭
22 放射科 [fàngshèkē] [명] 방사선과
23 肾内科 [shènnèikē] [명] 신장내과
24 内分泌科 [nèifēnmìkē] [명] 내분비과
25 血液科 [xuèyèkē] [명] 혈액과
26 神经内科 [shénjīngnèikē] [명] 신경내과
27 胸外科 [xiōngwàikē] [명] 흉부외과
28 心外科 [xīnwàikē] [명] 심장외과
29 普通外科 [pǔtōngwàikē] [명] 일반외과
30 泌尿外科 [mìniàowàikē] [명] 비뇨기외과
31 神经外科 [shénjīngwàikē] [명] 신경외과
32 骨科 [gǔkē] [명] 정형외과
33 耳鼻喉科 [ěrbíhóukē] [명] 이비인후과
34 眼科 [yǎnkē] [명] 안과
35 皮肤科 [pífūkē] [명] 피부과
36 精神病科 [jīngshénbìngkē] [명] 정신과
37 心理科 [xīnlǐkē] [명] 심리과
38 康复科 [kāngfùkē] [명] 재활치료과
39 急诊科 [jízhěnkē] [명] 응급과
40 肿瘤科 [zhǒngliúkē] [명] 종양과
41 整形外科 [zhěngxíngwàikē] [명] 성형외과
42 麻醉科 [mázuìkē] [명]마취과
43 传染病科 [chuánrǎnbìngkē] [명] 전염병과
44 病理科 [bìnglǐkē] [명] 병리과

02 课文

首尔医院1900年10月23日开院、在几代人的共同努力下、首尔医院已发展成为国内高水平的大型综合性医院。
Shǒu’ěr yīyuàn yī jiǔ líng ling nián shí yuè èrshísān rì kāiyuàn, zài jǐ dài rén de gòngtóng nǔlì xià, Shǒu’ěr yīyuàn yǐ fāzhǎn chéngwéi guónèi gāo shuǐpíng de dàxíng zōnghéxìng yīyuàn.

目前医院核定床位2000张、年门急诊量300余万人次、出院病人8. 8万人次；总手术量8万余台、医疗用房约16. 3万平方米。
mùqián yīyuàn hédìng chuángwèi liǎng qiān zhāng, nián ménjízhěn liàng sān bǎi yú wàn réncì, chūyuàn bìngrén bā diǎn bā wàn réncì, zǒng shǒushù liàng bā wàn yú tái, yīliáo yòngfáng yuē shíliù diǎn sān wàn píngfāngmǐ.

医院学科齐全、拥有临床和医技科室45个、包括呼吸内科、消化内科、心内科、肾内科、内分泌科、血液科、神经内科、胸外科、心外科、普通外科、泌尿外科、神经外科、骨科、儿科、妇产科、耳鼻喉科、眼科、皮肤科、精神病科、心理科、康复科、急诊科、肿瘤科、整形外科、麻醉科、传染病科、病理科、检验科、和放射科等。
yīyuàn xuékē qíquán, yōngyǒu línchuáng hé yījìkēshì sìshí wǔ gè, bāokuò hūxīnèikē, xiāohuànèikē, xīnnèikē, shènnèikē, nèifènmìkē, xuèyèkē, shénjīngnèike, xiōngwàikē, xīnwàikē, pǔtōngwàikē, mì niàowàike, shénjīngwàikē, gǔkē, érkē, fùchǎnkē, ěrbíhóukē, yǎnkē, pífūkē, jīngshénbìngkē, xīnlǐkē, kāngfùkē, jízhěnkē, zhǒngliúkē, zhěngxíngwàikē, mázuìkē, chuánrǎnbìngkē, bìnglǐkē, jiǎnyànkē, hé fàngshèkē děng.

서울병원은 1900년 10월 23일 개원했다. 몇 대에 걸쳐 사람들의 공동 노력 하에 서울병원은 이미 국내의 높은 수준의 대형 종합병원으로 발전되었다. 현재 병원은 2000개의 침상이 있으며, 매년 응급, 외래가 약 302만 건, 약 8.8만 명이 퇴원, 총 수술 양은 8만 건 정도 되며, 의료용 방은 총 16.3만 평 정도 된다. 병원 학과는 모두 구비되어 있으며, 임상과 의료기술과 45개가 포함되어 있다. 이는 호흡기 내과, 소화기내과, 심장내과, 신장내과, 내분비과, 혈액과, 신경내과, 흉부외과, 심장외과, 일반외과, 비뇨기외과, 신경외과, 정형외과, 소아과, 산부인과, 이비인후과, 안과, 피부과, 정신과, 심리과, 물리치료과, 응급과, 종양과, 성형외과, 마취과, 전염병과, 병리과, 실험과, 방사능과 등이 있다.

03 문법

01 在~下 : ~~아래에 라는 뜻으로 조건을 나타냅니다.

ex) 我在老师的指导下做完了阑尾炎手术。

선생님의 지도 하에 맹장염 수술을 맞췄습니다.

02 为 : 是(~이다)라는 뜻으로 서면어에서 많이 쓰입니다.

ex) 他成为了一名医生。

그는 의사가 되었습니다.

03 余 : ~남짓 이라는 뜻으로 수사와 양사 사이에 쓰입니다.

ex) 总共一百余人。

총 백여 명입니다.

04 듣기연습

다음 녹음을 듣고 중국어로 써보세요.

第21单元 21

原发性高血压

원발성 고혈압

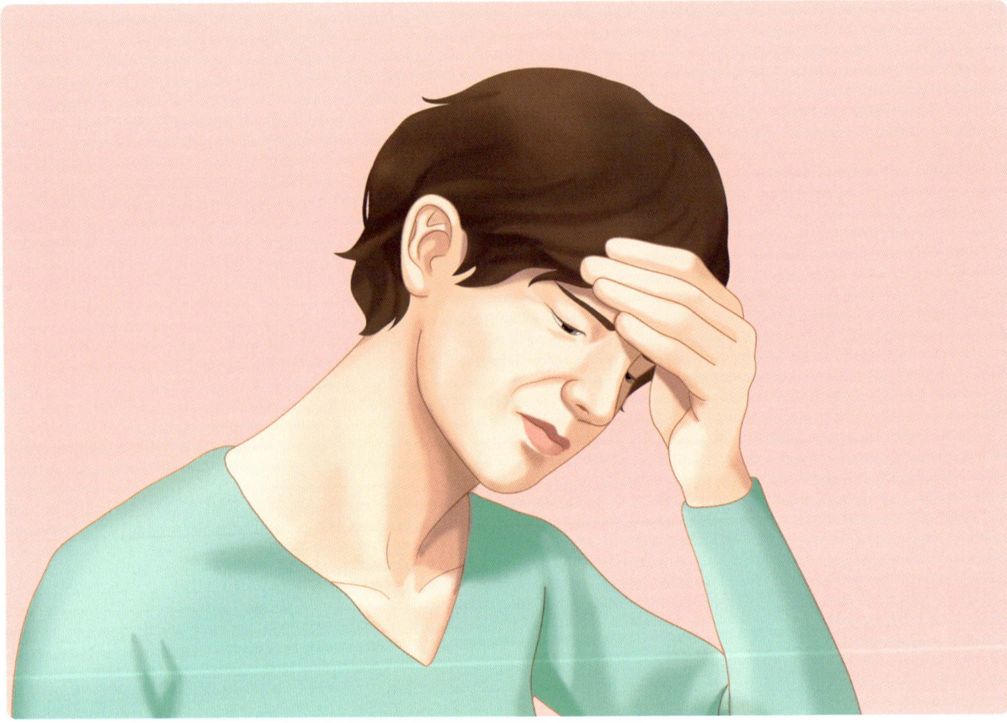

문법 ① 原发性 vs 继发性 ② 例如 ③ 以~为~

제21단원은 순환기계통의 고혈압병관련 설명문을 통해서 독해 연습을 하게 된다. 고혈압의 정의와 진단방법, 병인, 분류 등이 서술되어 있다.
중국의 고혈압 환자들이 갈수록 많아지고 있다. 중국인 환자치료 또는 진료시 유용하게 쓰이므로 이 단원에서 제시하는 설명문을 통해서 독해를 연습하고 전문서적에서 많이 사용하는 문장형식과 익숙해지도록 한다. 짧은 문장이지만 발음에 유의하며 연습하도록 하자.

01 生词

01 原发性 [yuánfāxìng] [명] 일차성. 원발성

02 继发性 [jìfāxìng] [명] 이차성. 속발성

03 简 [jiǎn] [형] 간단하다. 간단하게 하다

04 称为 [chēngwéi] [동] …(이)라고 부르다

05 升高 [shēnggāo] [동] 위로 오르다. 높이 오르다

06 表现 [biǎoxiàn] [동] 표현. 표현하다

07 综合征 [zōnghézhēng] [명] 증후군

08 脑血管 [nǎoxuèguǎn] [명] 뇌혈관

09 病因 [bìngyīn] [명] 발병의 원인. 병인

10 因素 [yīnsù] [명] 요소. 성분.

11 影响 [yǐngxiǎng] [동] 영향을 주다. 영향

12 脏器 [zàngqì] [명] 장기. 내장의 여러 기관

13 例如 [lìrú] [부] 예를 들면. 예컨대

14 肾 [shèn] [명] 콩팥. 신장

15 脑 [nǎo] [명] 뇌

16 结构 [jiégòu] [명] 구성. 구조

17 功能 [gōngnéng] [명] 기능. 작용

18 最终 [zuìzhōng] [부] 최후의. 최후. 최종

19 导致 [dǎozhì] [동] 야기하다. 초래하다

20 衰竭 [shuāijié] [명] 쇠약(failure)

21 目前 [mùqián] [명] 지금. 현재

22 仍 [réng] [부] 여전히. 아직도

23 死亡 [sǐwáng] [동] 죽다. 사망하다. 사망

24 原因 [yuányīn] [명] 원인

25 之 [zhī] [조] ~의

26 未 [wèi] [부] 아직 …하지 않다. 아니다

27 抗高血压药 [kàng gāoxuèyā yào] [명] 항고혈압약(고혈압치료제)

28 收缩压 [shōusuōyā] [명] 수축압. 수축혈압

29 舒张压 [shūzhāngyā] [명] 이완압. 이완혈압

30 即 [jí] [부] 곧. 즉. 바로

31 根据 [gēnjù] [부] 의거하여. 근거

32 增加 [zēngjiā] [동] 증가하다. 더하다

33 水平 [shuǐpíng] [명] 수준. 수평

34 分 [fēn] [동] 나누다. 분류하다

35 级 [jí] [명] 등급. 계급

36 以上 [yǐshàng] [명] 이상

37 以下 [yǐxià] [명] 이하

38 毫米 [háomǐ] [명] 밀리미터(mm)

39 汞柱 [gǒngzhù] [명] 수은주. 수은 기둥(Hg)

02 课文

高血压是由原发性高血压和继发性高血压组成。原发性高血压简称为高血压。
gāoxuèyā shì yóu yuánfāxìng gāoxuèyā hé jìfāxìng gāoxuèyā zǔchéng.yuánfāxìng gāoxuèyā jiǎnchēng wéi gāoxuèyā.

是以血压升高为主要临床表现的综合症、高血压是多种心、脑血管病的重要病因和危险因素、
shì yǐ xuèyā shēnggāo wéi zhǔyào línchuángbiǎoxiàn de zōnghézhèng, gāoxuèyā shì duōzhǒng xīn, nǎo xuèguǎn bìng de zhòngyào bìngyīn hé wēixiǎn yīnsù,

影响重要脏器、例如心脏、脑、肾的结构与功能、最终导致这些器官的功能衰竭、
yǐngxiǎng zhòngyào zāngqì, lìrú xīnzāng, nǎo, shèn de jiégòu yǔ gōngnéng, zuìzhōng dǎozhì zhèxiē qìguān de gōngnéng shuāijié,

目前仍是心血管病死亡的主要原因之一。
mùqián réng shì xīnxuèguǎnbìng sǐwáng de zhǔyào yuányīn zhīyī.

在未服抗高血压药物情况下、收缩压140mmHg以上和（或）舒张压90mmHg以上即诊断为高血压。
zài wèi fú kàng gāoxuèyā yàowù qíngkuàng xià, shōusuōyā 140mmHg yí shàng hé, huò, shūzhāngyā 90mmHg yíshàng jí zhěnduàn wéi gāoxuèyā.

根据血压增加的水平、高血压再分为1、2、3级。
gēnjù xuèyā zēngjiā de shuǐpíng, gāoxuèyā zài fènwéi 1, 2, 3jí .

고혈압은 원발성 고혈압과 2차성 고혈압으로 구성되어 있다. 원발성 고혈압은 고혈압이라고 줄여 불러지기도 한다. 혈압 상승이 주요 임상표현인 증후군으로 고혈압은 여러 심장, 뇌혈관의 중요한 병의 원인과 위험 인소가 된다. 중요한 기관에 영향을 주는데 그 예로는 심장, 뇌, 신장의 구조와 기능이 있다. 최후에 이러한 기관들의 기능이 망가진다. 현재 여전히 심혈관 사망률의 주요 원인중 하나이다. 항고혈압 약을 복용하지 않는 상황하에 수축압 〉140mmHg와 (혹은) 이완압〉90mmHg 라면 고혈압으로 진단된다. 혈압증가의 정도에 근거하여 고혈압은 다시 1,2,3급으로 나뉘어 진다.

03 문법

01 **原发性vs继发性** : 原发性과 继发性은 의학에서 많이 사용되는 용어로 原发性은 원발성이라고도 하며 최초로 생긴병을 原发性病이라고 하며 继发性은 또는 속발성이라고도 하며 그밖의 질환 또는 이상의 결과로 발생한 병을 继发性病이라고 한다.

02 **以~为~** : "~을 ~으로 삼다", "~을 ~으로 여기다"라는 뜻으로 문장을 이어주며 인과관계로 쓰입니다.

ex) 学生应该以学习为主要任务. 학생은 공부를 주요임무로 해야한다.

治高血压病以药物治疗为主、以手术治疗为次。

고혈압치료는 약물치료를 주로하고 수술치료는 차선이다.

03 **例如** : "예를 들어"라는 뜻입니다. 문장끝이나 중간에 설명을 할 때 "예를 들어"라고 하며 자주 쓰입니다. 例如 혹은 如로 쓸 수 있습니다.

ex) 在我们身体里有很多血管、例如 : 心血管、脑血管、动脉、静脉等等。

우리 신체 안에는 많은 혈관이 있다. 예를 들어 심혈관, 뇌혈관, 동맥, 정맥 등이다.

04 듣기연습

다음 녹음을 듣고 중국어로 써보세요.

第22单元 22

消化系统

소화계통

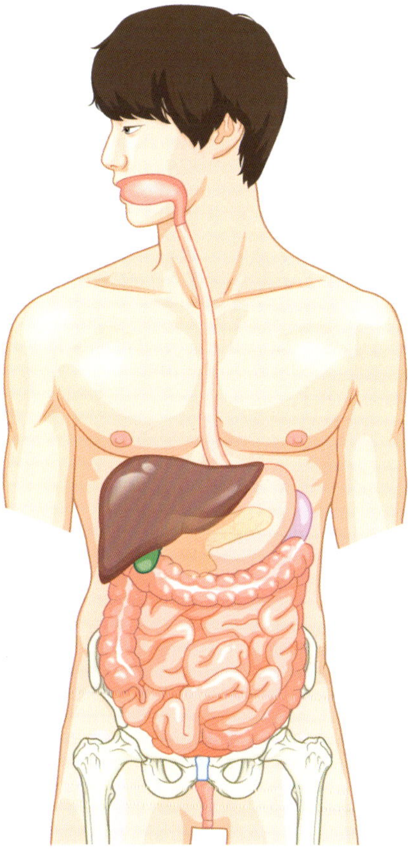

문법 ① A由B和C组成 ② A分为B和C

제22단원은 소화기계통의 소개문을 통해서 해부적 명칭과 설명문의 구성을 배우게 된다. 중국병원에서는 각 해부명칭을 중국어로 사용하기 때문에 중국어 명칭을 알고 있는 것이 중요하다. 이 단원에서 제시하는 설명문을 통해서 독해를 연습하고 전문서적에서 많이 사용하는 문장형식과 익숙해지도록 한다. 짧은 문장이지만 발음에 유의하며 연습하도록 하자.

01 生词

01 消化系统 [xiāohuàxìtǒng] [명] 소화(기) 계통
02 由 [yóu] [부] ~로 인하여
03 消化管 [xiāohuàguǎn] [명] 소화관
04 消化腺 [xiāohuàxiàn] [명] 소화선
05 部分 [bùfen] [명] 분. 일부(분)
06 组成 [zǔchéng] [동] 조성하다. 구성하다
07 指 [zhǐ] [동] 가리키다. 지시하다
08 口腔 [kǒuqiāng] [명] 구강
09 肛门 [gāngmén] [명] 항문. 똥구멍
10 形态 [xíngtài] [명] 형태
11 各异 [gèyì] [형] 제각기 다르다
12 管道 [guǎndào] [명] 도관, 관
13 依次 [yīcì] [부] 차례대로
14 为 [wéi] [동] ~이다
15 咽 [yān] [명] 목(인두)
16 食管 [shíguǎn] [명] 식도
17 胃 [wèi] [명] 위(장)
18 小肠 [xiǎocháng] [명] 소장
19 十二指肠 [shí'èrzhǐcháng] [명] 십이지장
20 空肠 [kōngcháng] [명] 공장. [위의 유문(幽門)에서 시작되어 대장의 맹장에 이르는 소화관]
21 回肠 [huícháng] [명] 회장. 돌창자
22 及 [jí] [개] 그리고. ~와
23 大肠 [dàcháng] [명] 대장
24 盲肠 [mángcháng] [명] 맹장
25 结肠 [jiécháng] [명] 결장
26 直肠 [zhícháng] [명] 직장
27 通常 [tōngcháng] [부] 평상시. 보통. 통상
28 称 [chēng] [동] 부르다. 칭하다
29 位于 [wèiyú] [동] …에 위치하다
30 墙 [qiáng] [명] 담장. 벽
31 单个 [dāngè] [명] 낱개
32 成对 [chéngduì] [동] 쌍(짝)을 이루다
33 存在 [cúnzài] [명] [동] 존재하다. 존재
34 独立器官 [dúlìqìguān] [명] 독립기관
35 唾液腺 [tuòyèxiàn] [명] 침샘. 타액선
36 肝脏 [gānzàng] [명] 간장
37 胰腺 [yíxiàn] [명] 이자
38 分布 [fēnbù] [동] 분포하다
39 壁 [bì] [명]벽
40 黏膜层 [niánmócéng] [명] 점막층
41 唇腺 [chúnxiàn] [명] 입술샘
42 舌腺 [shéxiàn] [명] 혀샘
43 胃腺 [wèixiàn] [명] 위샘
44 肠腺 [chángxiàn] [명] 장샘
45 动脉 [dòngmài] [명] 동맥
46 静脉 [jìngmài] [명] 정맥
47 毛细血管 [máoxìxuèguǎn] [명] 모세혈관

02 课文

消化系统由消化管和消化腺两部分组成。
xiāohuà xìtǒng yóu xiāohuàguǎn hé xiāohuàxiàn liǎng bùfen zǔchéng.

消化管是指从口腔到肛门的形态各异的管道、依次为口腔、咽、食管、胃、小肠（十二指肠、空肠和回肠）及大肠（盲肠、结肠、直肠和肛门）。
xiāohuàguǎn shì zhǐ cóng kǒuqiāng dào gāngmén de xíngtàigèyì de guǎndào, yīcì wéi kǒuqiāng, yān, shíguǎn, wèi, xiǎocháng, shíèrzhǐcháng, kōngcháng hé huícháng, jí dàcháng, mángcháng, jiécháng, zhícháng hé gāngmén.

通常临床上从口腔到十二指肠称上消化道、空肠以下的部分称下消化道。
tōngcháng línchuáng shàng cóng kǒuqiāng dào shíèrzhǐcháng chēng shàng xiāohuàdào, kōngcháng yǐxià de bùfèn chēng xià xiāohuàdào.

消化腺分为大消化腺和小消化腺. 大消化腺位于消化管墙外、为单个或成对存在的独立器官、如大唾液腺、肝脏和胰腺。
xiāohuàxiàn fènwéi dàxiāohuàxiàn hé xiǎoxiāohuàxiàn.dàxiāohuà xiàn wèiyú xiāohuàguǎn qiángwài, wéi dāngè huò chéngduì cúnzài de dúlì qìguān, rú dàtuòyèxiàn, gānzāng hé yíxiàn.

小消化腺分布于消化管壁内的黏膜层或黏膜下层、如唇腺、舌腺、胃腺和肠腺等。
xiǎoxiāohuàxiàn fènbù yú xiāohuàguǎnbì nèi de niánmócéng huò niánmóxiàcéng, rú chúnxiàn, shéxiàn, wèixiàn hé chángxiàn děng.

소회계통은 소화관과 소화샌 두 부분으로 구성된다. 소화관은 구강에서부터 항문까지의 형태가 각자 다른 관을 가르킨다. 차례로 구강, 인후, 식도, 위, 소장(십이지장, 공장과 회장)및 대장(맹장, 결장, 직장과 항문)이다. 통상적으로 임상에서 구강에서부터 십이지장을 상소화도라 부르고, 공장아래의 부분을 하소화도라 부른다. 소화샘은 대소화샘과 소소화샘으로 나뉜다. 대소화샘은 소화관벽 밖으로 위치하며 한 개 혹은 짝을 이뤄 존재하는 독립적 기관이다. 그 예로 대타액선, 간과 췌장이 있다. 소소환샘은 소화관벽 안쪽의 점막층 혹은 점막하층에 분포되어 있으며 그 예로 아래턱샘, 혀샘, 위선과 장선 등이 있다.

03 문법

01 **A由B和C组成** : "A는 B와 C'로 구성이 되어있다."라는 뜻으로 해석 됩니다. A, B, C은 모두 명사자리 입니다. 의학지문에서 많이 쓰이는 예문입니다.

ex) 心血管系统由心、动脉、毛细血管和静脉组成。

심혈관계통은 심장, 동맥, 모세혈관, 정맥으로 구성되어있습니다.

02 **A分为B和C** : "A는 B와 C로 나뉜다"라는 뜻으로 쓰인다.

ex) 小肠可分为十二指肠、空肠、回肠。

소장은 십이지장, 공장, 회장으로 나뉩니다.

04 듣기연습

다음 녹음을 듣고 중국어로 써보세요.

第23单元 23

病历

진료기록

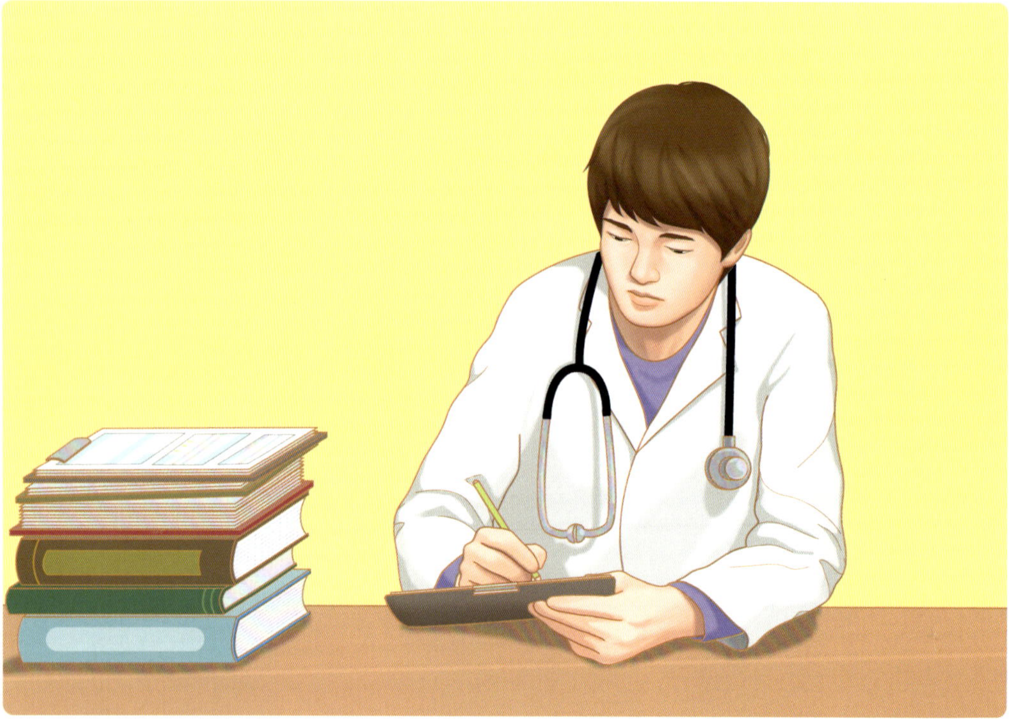

문법

제23단원은 환자의 진료기록을 통해서 중국에서 쓰는 진료기록의 형식과 문장구조를 배우게 된다. 예를 들고 있는 환자는 폐렴환자로 5일 동안 열과 기침을 동반한 환자이다. 이 단원에서 제시하는 진료기록예제를 통해서 의료용어와 진료기록에서 사용하는 문장형식과 익숙해지도록 한다. 진료기록의 특징은 짧은 문장 안에 환자의 상태를 모두기록하기 때문에 약자를 많이 사용한다는 점이다. 짧은문장이지만 발음에 유의하며 연습하도록 하자.

01 生词

01 病历 [bìnglì] [명] 진료 기록. 병력서. 병력

02 性别 [xìngbié] [명] 성별

03 婚姻 [hūnyīn] [명] 혼인. 결혼

04 职业 [zhíyè] [명]직업

05 地址 [dìzhǐ] [명]소재지. 주소

06 入院 [rùyuàn] [동] 입원하다

07 记录 [jìlù] [동] 기록하다. 기록

08 病史 [bìngshǐ] [명] 병력

09 陈述者 [chénshùzhě] [명] 진술자

10 可靠 [kěkào] [동] 확실하다. 믿을 만하다

11 程度 [chéngdù] [명] 정도

12 主诉 [zhǔsù] [동] 환자가 증상을 호소하다

13 现病史 [xiànbìngshǐ] [명] 최근 또는 현재병력

14 受凉 [shòuliáng] [동] 감기에 걸리다

15 出现 [chūxiàn] [동] 출현하다

16 寒战 [hánzhàn] [명] (추워서 치는) 몸서리

17 达 [dá] [명] 도달하다. 도착하다

18 咳痰 [kétán] [명] 객담. 가래를 뱉다

19 粘液 [niányè] [명] 점액질의. 점액

20 胸痛 [xiōngtòng] [명] 흉통

21 关节痛 [guānjiétòng] [명] 관절통

22 退热止咳药 [tuìrèzhǐkéyào] [명] 열 내리고 기침 멈추는 약

23 纳差 [nàchà] [명] 식욕감퇴

24 睡眠 [shuìmián] [명] 수면

25 大小便 [dàxiǎobiàn] [명] 대소변

26 变化 [biànhuà] [동] 변화하다. 변화

27 既往 [jìwǎng] [명] 과거. 이전

28 体健 [tǐjiàn] [명] 신체건강

29 个人史 [gèrénshǐ] [명] 개인사

30 家族史 [jiāzúshǐ] [명] 가족사

31 特殊 [tèshū] [형] 특수하다. 특별하다

32 体检 [tǐjiǎn] [동] 신체 검사(하다)

33 发育 [fāyù] [동] 발육하다. 자라다

34 营养 [yíngyǎng] [명] 영양

35 神清 [shénqīng] [형] 정신이 또렷하다

36 皮疹 [pízhěn] [명] 피진

37 浅 [qiǎn] [형] 얕다

38 淋巴结 [línbājié] [명] 림프선. 림프샘

39 器官 [qìguan] [명] (생물체의) 기관

40 大致 [dàzhì] [부] 대개. 대략. 아마

41 充血 [chōngxuè] [동] 충혈되다

42 扁桃体 [biǎntáotǐ] [명] 편도선

43 颈静脉 [jǐngjìngmài] [명] 경정맥

44 怒张 [nùzhāng] [동] 노출되다 튀어나오다

45 气管 [qìguǎn] [명] 기관. 기관지

46 胸廓 [xiōngkuò] [명] 흉곽

01 生词

47 畸形 [jīxíng] [명] [형] 기형적이다. 기형

48 平稳 [píngwěn] [형] 안정되다. 평온하다

49 叩 [kòu] [동] 두드리다. 치다.

50 浊 [zhuó] [형] 흐리다. 혼(탁)하다

51 语颤 [yǔchàn] [형] (말할 때)떨리다

52 增强 [zēngqiáng] [형] 증강하다.

53 可闻及 [kěwénjí] 들을 수 있다.

54 湿性 [shīxìng] [명] 습성

55 啰音 [luóyīn] [명] 물방울 터트리는 소리같이 호흡기에 나는 소리

56 心界 [xīnjiè] [명] 심장경계. 심장주위경계

57 心率 [xīnlǜ] [명] 심장 박동율

58 律齐 [lǜqí] [동] 심장박동이 가지런하다

59 杂音 [záyīn] [명] 잡음. 잡소리

60 腹软 [fùruǎn] [동] 배가 부드럽다

61 脾 [pí] [명] 비장(脾臟). 비(脾)

62 未及 [wèijí] [동] 포함하지 않다. …에 미치지 못하다

63 尿常规 [niàochángguī] [명] (병원에서)통상적인 소변검사

64 便常规 [biànchángguī] [명] (병원에서)통상적인 대변검사

02 课文

病历
bìng lì

姓名：李强
xìngmíng : Lǐqiáng

性别：男
xìngbié : nán

年龄：50岁
niánlíng : wǔshí suì

婚姻：未婚
hūnyīn : wèihūn

民族：汉族
mínzú : hànzú

职业：工人
zhíyè : gōngrén

籍贯：中国
jíguàn : Zhōngguó

地址：北京市朝阳区
dìzhǐ : Běijīngshì cháoyángqū

入院日期：2020年1月3日
rùyuànrìqī : èr ling èr ling nián yī yuè sān rì

记录日期：2020年1月3日
jìlùrìqī : èr ling èr ling nián yī yuè sān rì

病史陈述者：患者本人
bìngshǐ chénshùzhě : huànzhě běnrén

可靠程度：可靠
Kěkào chéngdù : kěkào

病史
bìngshǐ

主诉：发热，咳嗽5天。
zhǔsù : fārè, késou wǔ tiān .

现病史：患者5天前受凉后、出现寒战、体温高达40℃、伴咳嗽、咳痰、谈量不多、为白色粘液。无胸痛，无痰中带血、无咽痛及关节痛。门诊给退热止咳药后、体温仍高、在38℃至40℃之间波动。病后纳差、睡眠差、大小便正常、体重无变化。既往体键、个人史、家族史无特殊。
xiànbìngshǐ, huànzhě wǔ tiān qián shòuliáng hòu, chūxiàn hánzhàn, tǐwēn gāodá sìshí ℃, bàn késòu, kétán, tánliàng búduō, wéi báisè zhānyè.Wú xiōngtòng, wú tán zhōng dài xuè, wú yāntòng jí guānjiētòng. Ménzhěn gěi tuìrè zhǐkéyào hòu, tǐwēn réng gāo, zài sānshíbā, zhì sìshí, zhījiān bōdòng. Bìng hòu nàchà, shuìmián chà, dàxiǎobiàn zhèngcháng, tǐzhòng wú biànhuà.Jìwǎng tǐjiàn, gèrénshǐ, jiāzúshǐ wú tèshū.

体检：T38.5℃、P100次/分、R20次/分、BP120/80mmHg。发育正常、营养中等、神清、无皮疹、浅淋巴结不大、头部器官大致正常、咽无充血、扁桃体不大、颈静脉无怒张、气管居中、胸廓无畸形、呼吸平稳、

02 课文

左肺上叩浊、语颤增强、可闻及湿性啰音、心界不大、心率100次/分、律齐、无杂音、腹软、肝脾未及。

tǐ jiǎn, T sānshíbā diǎn wǔ℃, P yìbǎi cì /fèn, R èrshí cì /fèn, BP yìbǎièrshí /bāshí mmHg. fāyù zhèngcháng, yíngyǎng zhōngděng, shénqīng, wú pízhěn, qiǎn línbā jié búdà, tóubù qìguān dàzhì zhèngcháng, yān wú chōngxuè, biǎn táotǐ bú dà, jǐngjìngmò wú nùzhāng, qìguǎn jū zhōng, xiōngkuò wú jīxíng, hūxī píngwěn, zuǒfèi shàng kòu zhuó, yǔchàn zēngqiáng, kě wén jí shīxìng luōyīn, xīnjiè bú dà, xīnlǜ yìbǎi cì /fèn, lǜ qí, wú záyīn, fù ruǎn, gān pí wèijí.

化验：Hb130g/L、WBC11.7*109/L、尿常规（-）、便常规（-）

huà yàn : Hb yìbǎisānshí g/L, WBC shíyī diǎn qī *yìbǎilíngjiǔ/L, niàochángguī(-), biàncháng guī(-)

诊断：左侧肺炎

zhěnduàn : zuǒcè fèiyán

병력

성명 : 이강	입원일자 : 2020년1월3일
나이 : 50세	병력진술자 : 환자
민족 : 한족	
국적 : 중국	성별 : 남
직업 : 공장직원	기록일자 : 2020년 1월 3일
주소 : 북경시 조양구 왕경	믿음성 : 확실함

병사

주소 : 발열, 기침 5일

현병사 : 환자 5일 전 감기에 걸린 후 오한 출현, 체온 50도까지 오름, 기침, 가래 동반, 가래양은 많지 않으며 희색의 점액임. 흉통 없음. 가래에 혈액없음, 인후부 통증과 관절통 없음. 외래에서 해열제를 처방받은 후에도 체온이 여전히 높음. 38℃에서 40℃ 사이에서 오르락 내리락 함. 발병후 기력이 없고, 수면이 좋지 않으면, 대소변 정상, 체중변화 없음. 이전에 건강하였으며 개인사 가족사에 특이사항 없음.

신체검사 : T38.5℃, P100번/분, R20번/분, BP120/80mmHg

발육정상, 영양상태 중등, 정신 맑음, 피진 없음, 림프절 크지 않음, 두부 기관 대체로 정상, 인후부 출혈 없음, 편도선 크지 않음, 경정맥류 없음, 기관지 가운데 위치함, 흉곽 기형 없음, 호흡 평온, 좌측상폐부위 타진에서 탁음발견, 성음진탁증가, 습성수포인 들림, 심계 크지 않음, 심장박동율 100번/분, 일정함, 잡음 없음, 복부 부드러움, 간과 비장 만져지지 않음

화학검사 : Hb130g/L, WBC11.7*109/L, 소변검사(-), 대변검사(-) 진단 : 좌측폐렴

03 문법

이 단원에서는 문법을 중시하는 것이 아닌 문장 쓰는 방법과 구조에 대해서 설명하겠다. 진료 기록을 작성할 때 가장 위에는 환자의 신상에 대해서 작성해야 한다. 그리고 병력을 적을 때 첫 번째로 주소(chief complaint)를 작성하고 history taking을 기준으로 언제 어떻게 왜 증상이 나오게 되었는지 설명해주어야 한다. 그리고 증상이 있은 후에 치료를 받았었는지에 대해서도 상세히 설명해주어야 한다. 신체검사를 통해서 얻은 vital sign을 적어주고 주요증상과 상관된 physical examination의 결과를 적어야 한다. 마지막으로 혈액검사, 소변검사 등의 결과를 적어야 한다. 마지막으로 진단명을 써준다.

04 작문 연습

제시된 단어를 응용해서 연습해보세요.

病历

姓名：　　　　　　　　　　性别：

年龄：　　　　　　　　　　婚姻：

民族：　　　　　　　　　　职业：

籍贯：　　　　　　　　　　地址：

入院日期：　　　　　　　　记录日期：

病史陈述者：　　　　　　　可靠程度：

病史

主诉：

现病史：

体检：

化验：

诊断：

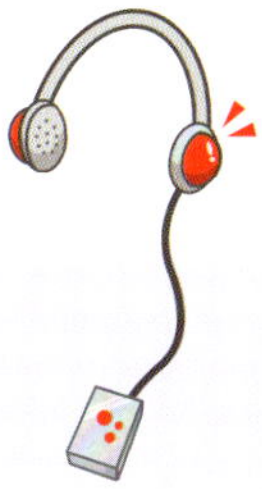

대화연습 정답 ▶▶▶

1单元

대화연습

A : 你好 (안녕하세요.)

B : 你好 (안녕하세요.)

A : 请坐 (앉으세요.)

B : 谢谢 (감사합니다.)

A : 对不起 (죄송합니다.)

B : 没关系 (괜찮습니다.)

2单元

대화연습

A : 他们都身体好吗? (그들은 모두 건강합니까?)

B : 他们都身体好 (그들은 모두 건강합니다.)

A : 你好吗? (당신은 잘 지내십니까?)

B : 我很好 (저는 잘 지냅니다.)

A : 欢迎光临 (어서오세요)

B : 祝你健康 (건강하세요)

3单元

대화연습

A : 他叫什么名字? (그의 이름은 무엇입니까?)

B : 他叫000 (그의 이름은 000입니다.)

A : 你有高血压吗? (당신은 고혈압이 있습니까?)

B : 我有高血压. (저는 고혈압이 있습니다.)

A : 你抽烟吗? (당신은 담배를 피십니까?)

B : 我不抽烟 (저는 담배를 피지 않습니다.)

A : 你喝什么? (당신은 무엇을 마십니까)

B : 我喝牛奶. (저는 우유를 마십니다.)

4单元

대화연습

A : 你们去哪儿? (당신들은 어디 가십니까?)

B : 我们去首尔 (우리들은 서울에 갑니다.)

A : 医生（大夫）在哪儿? (의사는 어디 계십니까?)

B : 我就是医生（大夫）(제가 바로 의사 입니다.)

A : 你是哪国人? (당신은 어느 나라 사람입니까?)

B : 我是中国人 (저는 중국인입니다.)

A : 首尔好吗? (서울은 좋습니까?)

B : 首尔好，有很多名胜古迹 (서울은 좋습니다 많은 명승고적이 있습니다.)

5单元

대화연습

A : 你做什么工作? (무슨 일을 하십니까?)

B : 我是公司职员 (저는 회사 직원입니다.)

A : 你有孩子吗 (당신은 아이가 있습니까?)

B : 我有两个孩子，一个是儿子一个是女儿 (저는 두 명의 아이가 있는데 아들과 딸입니다.)

A : 见到您很高兴 (당신을 만나서 반갑습니다.)

B : 我也很高兴 (저도 반갑습니다.)

A : 您多大年纪? (당신의 나이가 어떻게 됩니까?)

B : 我五十三岁 (53살입니다.)

6单元阅读没有练习

省略

7单元

대화연습

A : 这手机多少钱? (이 핸드폰 얼마 입니까?)

B : 100万韩元 (한국 돈 100만원 입니다.)

A : 您有几个孩子? (당신은 자녀가 몇 명입니까?)

B : 我有两个孩子 (저는 두 명의 아이가 있습니다.)

A : 这药费多少钱? (이 약값은 얼마입니까)

B : 500块人民币 (인민폐로 500원입니다.)

A : 您有金大夫的电话号码吗? (당신은 김(의사)선생님 전화번호가 있습니까?)

B : 有，号码是 010-1234-5678 (네 번호는 010-1234-5678 입니다.)

8单元

대화연습

A : 今天做手术吗? (오늘 수술합니까?)

B : 明天做手术 (내일 오전에 수술합니다.)

A : 医院几月几号开门? (병원은 몇 월 며칠에 문을 엽니까?)

B : 下个星期一开门 (다음주 월요일에 문을 엽니다.)

A : 我们什么时候去明洞? (우리는 언제 명동에 갑니까)

B : 这个礼拜二去 (이번 주 화요일에 갑니다.)

A : 我们什么时候下课? (우리는 언제 수업이 끝납니까?)

B : 四点差十五分下课 (4시 15분 전에 끝납니다.)

A : 下午好 (좋은 오후입니다.)

B : 晚上好 (좋은 저녁입니다.)

9单元

대화연습

A : 今天天气怎么样? (오늘 날씨 어때요?)

B : 今天天气预报说下雨 (오늘 일기예보에서 말하길 비가 온데요.)

A : 明天也下雨吗? (내일도 비가 와요?)

B : 不，明天多云 (아니요 내일은 구름이 많아요.)

B : 我觉得今天天气非常热 (난 오늘 날씨가 정말 더운 거 같아 .)

A : 我也觉得非常热 (나도 그래 너무 더워)

B : 北京的夏天怎么样? (북경의 여름은 어때?)

A : 跟釜山差不多 (북경의 날씨가 부산하고 비슷해.)

A : 你喜欢什么季节? (너는 어떤 계절을 좋아하니?)

B : 我喜欢秋天 (나는 가을을 좋아해.)

10单元

대화연습

A : 我们打车去吧 (우리 택시를 타고 갑시다)

B : 为什么? (왜요?)

A : 打车去又快又方便 (택시 타는 게 빠르고 편해요)

A : 坐地铁能不能到医院? (지하철 타고 병원에 갈 수 있습니까?)

B : 能到医院，坐地铁30分钟就到 (네 갈 수 있습니다. 지하철 타고 30분 걸립니다.)

A : 我们明天什么时候出发? (우리는 내일 언제 출발합니까?)

B : 上午8点出发 (오전 8시에 출발합니다.)

A : 坐公共汽车去还是坐地铁去? (버스 타고 갑니까 아니면 지하철 타고 갑니까?)

B : 坐地铁去 (지하철을 타고 갑니다.)

A : 首尔站离这儿多远? (여기서 서울역이 얼마나 멉니까?)

B : 离这儿3公里左右 (여기서 대략 3km정도 됩니다.)

11单元

대화연습

A : 现在几点? (지금 몇 시입니까?)

B : 现在下午5点 (지금은 오후 5시입니다.)

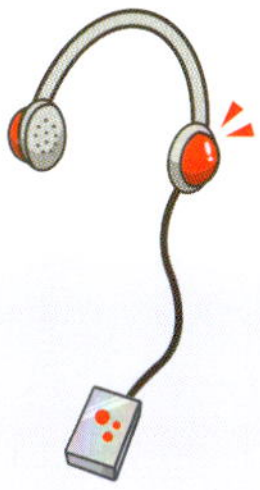

A : 你喜欢什么颜色？ (당신은 어떤 색을 좋아합니까?)
B : 我喜欢红色 (저는 빨간색을 좋아합니다.)
A : 可以穿一下这衣服吗？(이 옷을 입어봐도 됩니까)
B : 可以穿 (네 입어 봐도 됩니다.)
A : 您要买什么？(당신은 무엇을 사려고 합니까?)
B : 我想买电脑 (저는 컴퓨터를 사려고 합니다.)
A : 你喜欢中国菜还是韩国菜？(당신은 중국요리를 좋아합니까 아니면 한국요리를 좋아합니까?)
B : 我喜欢韩国菜 (저는 한국요리를 좋아합니다.)

12单元

대화연습

A : 欢迎光临来釜山酒店 (부산호텔에 오신 것을 환영합니다.)
B : 有房间吗？(방이 있습니까?)
A : 请稍等，您住几天？(잠시만 기다려주세요 며칠 동안 묵으십니까?)
B : 我住3天 (3일 동안 있습니다.)
A : 现金还是帅卡？(현금으로 하시겠습니까 카드로 하시겠습니까?)
B : 我要现金 (현금으로 하겠습니다.)
A : 您要现金收据吗？(현금영수증 필요하십니까)
B : 不，不用收据 (아니요 괜찮습니다.)
A : 请在这儿签名 (여기에 서명해주세요)
A : 麻烦你能不能换房间？(죄송하지만 병실을 바꿔도 되겠습니까)
B : 怎么了？有什么事吗？(무슨 일이십니까)
A : 房间里没有电视 (방에 TV가 없습니다.)
B : 行。那给您换个房间 (그럼 바꿔드리겠습니다.)

13单元阅读

省略

14单元

대화연습

A : 北京整形医院怎么样? (북경성형외과병원 어떤가요?)

B : 非常好 (아주 좋아요)

A : 我要扩胸手术，谁做得好? (가슴확대술을 하려고 하는데 누가 잘하나요?.)

B : 金大夫比较好 (김선생님이 잘해요)

A : 怎么去北京整形医院? (북경성형외과병원를 어떻게 가요?)

B : 听不懂请再说一遍 (잘 못알아들었어요 다시 말씀해주세요)

A : 怎么预约北京整形医院? (북경성형외과병원에 어떻게 예약해요?.)

B : 打电话预约或者上网预约 (전화 예약하거나 혹은 인터넷으로 예약해요)

15单元

대화연습

A : 这里是前台吗? (여기가 데스크 입니까?)

B : 是的。有什么事吗? (네 무슨 일이십니까?)

A : 我要去注射室，注射室在哪儿? (주사실에 가려고 합니다 주사실이 어디 있습니까?)

B : 注射室在治疗室旁边 (주사실은 치료실 옆에 있습니다)

A : 我要去抽血，怎么去那儿? (피 뽑으러 가려고 하는데 어떻게 갑니까?)

B : 先往前走130米，然后右拐就是 (앞으로 130미터 가시고 오른쪽으로 돌아가면 바로 있습니다.)

A : 离这儿多长时间? (여기서부터 얼마나 걸립니까)

B : 走路8分钟 (걸어서 8분입니다.)

16单元

대화연습

A : 今天开始不可以吸烟和饮酒 (오늘부터 음주와 흡연을 하시면 안됩니다.)

B : 如果吸烟的话有什么后果? (흡연을 하면 어떤 결과가 생기죠?)

A : 您的前壁觉得怎么样? (당신의 팔의 느낌은 어떻습니까?)

B : 还是有点儿疼 (아직도 조금 아픕니다.)

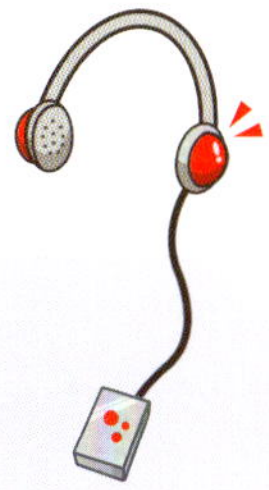

A : 大夫辛苦了，谢谢您 (선생님 수고 하셨습니다. 감사합니다.)
B : 祝你早日康复 (속히 회복되기를 원합니다.)
A : 我告诉您一下出院前应该准备的事情
(당신에게 퇴원 전에 준비해야 될 사항을 알려주겠습니다)
A : 过3个月后再来做X线检查 (3개월 후에 x레이 검사하러 오십시오.)

17单元

대화연습

A : 怎么了？有什么事吗？(어떻게 오셨어요?(무슨 일이세요?))
B : 我发烧和头疼 (열이 나고 머리가 아픕니다.)
A : 预约了吗？您是第一次来的吗？(예약하셨나요? 처음 오신 거에요?)
B : 没预约。今天第二次来的 (아니요 두 번째 왔어요)
A : 安大夫是谁？(안 선생님이 누구세요?)
B : 带眼镜的人 (안경을 끼신 분이세요.)
A : 还等多长时间？(얼마나 기다려야 되나요?)
B : 等30分钟左右 (대략 30분 정도 기다리셔야 돼요.)

18单元

대화연습

A : 您好，我是消化内科金大夫 (저는 소화기내과 김 의사입니다.)
B : 您好 (네 안녕하세요.)
A : 您在哪儿不舒服？(어디가 아프신가요?)
B : 发烧，头疼。好像感冒似的 (열이 나고 머리가 아파요 감기 걸린 것 같아요.)
A : 您好 有什么事吗？(안녕하세요 무엇을 도와드릴까요?)
B : 我要交住院费总共多少钱？(입원비를 내려고 하는데요 모두 얼마인가요?)
A : 检查费和住院费一共30万韩元 (검사비와 입원비 합해서 30만원입니다.)
B : 我要帅卡，能分期付钱吗？(카드결제하고 할부도되나요?)
A : 能 (네 가능합니다.)

19单元

대화연습

A：做x线检查请脱一下外衣 (X레이 검사를 하겠습니다. 외투를 벗어주세요.)

A：有金属物品都拿出来 (금속물품이 있으면 모두 꺼내세요.)

A：往前看，站着 (앞쪽을 보시고 서세요.)

A：腰部靠近机器，请憋气 (허리부위를 기계에 가까이 데시고 숨을 참으세요.)

A：现在抽血，审一下右前臂把袖子卷起来 (피를 뽑겠습니다. 오른팔을 내미시고 소매를 걷으세요.)

A：做好了，按一下5分钟 (다 됐습니다 5분 동안 눌러주세요.)

A：大夫，我x线检查结果怎么样? (의사선생님 저의 X레이 검사결과가 어떻습니까?)

A：不太理想，怀疑肺炎 (그렇게 좋지는 않습니다. 폐렴이 의심됩니다.)

20单元阅读

省略

21单元阅读

省略

22单元阅读

省略

23单元阅读

省略